非がん性慢性疼痛に対する オピオイド鎮痛薬処方 ガイドライン 改訂第3版

編 | 日本ペインクリニック学会
非がん性慢性疼痛に対するオピオイド鎮痛薬処方ガイドライン作成ワーキンググループ

JN028804

序

　オピオイド鎮痛薬は，オピオイド受容体に結合することで鎮痛作用が得られる薬物であり，国内外で様々な疾患に対する疼痛緩和や検査・手術時の鎮痛に使用されています．オピオイド鎮痛薬の使用に関しては，使用目的や病態により，用量や用法，投与期間などに関して，異なるスタンスで治療にあたることが望まれます．

　特に，非がん性慢性疼痛に対するオピオイド鎮痛薬処方に関しては，生命予後の比較的良好である有痛患者が対象の大部分を占め，長期使用や高用量使用などの問題が憂慮されるため，本邦において適正使用を推進するために，広く共有できるガイドラインが必要とされています．また，米国を中心とした欧米諸国では，医療用麻薬の依存や乱用が社会的な問題となって長期化していることもあり，本邦では医療者と患者，そして社会全体がオピオイド鎮痛薬に対する正しい理解を深めることで，依存や乱用の予防につながることが期待されます．

　このような観点から，日本ペインクリニック学会では，2012 年に「非がん性慢性［疼］痛に対するオピオイド鎮痛薬処方ガイドライン」（第 1 版）を発行し，2017 年に改訂第 2 版を発行しております．第 1 版発行時には，本邦における非がん性慢性疼痛に対するオピオイド鎮痛薬の使用経験が不十分な状況であったことから，BQ や CQ を設けずに教科書的な内容のガイドラインとしてまとめられています．その後の改訂第 2 版では，CQ を設けてエビデンスと推奨を提示しています．今回の改訂第 3 版に関しても CQ 形式に統一し，すべてに Summary Statement を作成し，Minds に基づいてシステマティックレビューや複数の RCT により有効性が立証されたものだけにエビデンスと推奨を記載しています．さらに本ガイドラインの新規性は，患者への副作用を最低限に留めて生活の質（QOL）の改善薬としてオピオイド鎮痛薬を有効に活用するために，処方期間や用量，減薬・中止，副作用とその対策なども詳細に記載しており，疾患別有効性や特殊な状況に対する使用留意点などをまとめているところにあります．そして，非がん性慢性疼痛に対して使用できるオピオイド鎮痛薬が剤型も含めて多種となっていることから，知識を整理するためにも，各薬剤に関して薬理学的に解説しております．そのうえで，第 1 版から改訂第 3 版まで，

　1）オピオイド鎮痛薬に関する社会の秩序を守る
　2）オピオイド鎮痛薬の乱用・依存から患者を守る
　3）オピオイド鎮痛薬を用いて患者の QOL を改善する

とした 3 段階式のポリシーは揺らぐことはありません．

　本ガイドラインは，多くの医療従事者の方々に参考にしていただくことを目的として，ワーキンググループが精魂こめて作成致しましたので，どうぞご活用頂ければ幸いです．

　最後に，多くの御尽力をいただきましたワーキンググループメンバー・協力者の皆さま，コアメンバーの皆さま，事務局の皆さまにも，この場をお借りして心よりお礼申し上げます．

令和 6 年 5 月吉日
一般社団法人日本ペインクリニック学会　代表理事
非がん性慢性疼痛に対するオピオイド鎮痛薬処方ガイドライン作成ワーキンググループ長
井関　雅子

「非がん性慢性疼痛に対するオピオイド鎮痛薬処方ガイドライン　改訂第3版」発行にあたって

　米国では1990年代から痛みに対する対応の強化に伴い，非がん性慢性疼痛に対するオピオイドの処方が急速に増加し，依存や乱用の原因となった．2012年7月に日本ペインクリニック学会は「非がん性慢性［疼］痛に対するオピオイド鎮痛薬処方ガイドライン」を発行した．欧米でのオピオイド使用に関する種々の問題が発生するなか，本邦では2010年にフェンタニル貼付剤が中等度から高度の非がん性慢性疼痛で処方可能となり，また2011年にはブプレノルフィン経皮吸収型製剤やトラマドール/アセトアミノフェン配合錠が処方可能となり，安全なオピオイド使用に関して何らかの方向性を示したいという思いから作成された本邦初のガイドラインである．①適切に用いて患者の痛みを緩和し，生活の質（QOL）を改善する，②オピオイドの不適切使用による弊害から患者を守る，③本邦におけるオピオイド使用の秩序を維持する，という目的を持っていた．

　現在までオピオイドの適正使用に向けて，日本ペインクリニック学会が先頭に立って，厚生労働省とも協力して進めてきた効果のためか，本邦では厳格な規制のもと，オピオイドの使用に関して薬物の乱用や依存症のリスクが極めて低く管理されてきた．この背景には欧米諸国と本邦の医療文化の差（本邦では痛みの治療に保守的でオピオイド使用が限定的）が影響を与えている可能性があるが，これには医療従事者への教育に国を挙げて対応してきたことが貢献している．このようななか，改訂第2版発行から7年，第1版発行から10年以上が経過し，新たな視点を含めて本邦でのオピオイド使用に関して指針を提供しようと考え，現状における国内外のエビデンスを分析してガイドラインの改訂を行った．

　このガイドラインがオピオイド使用に関して，適切で効果的な治療につながり，医療従事者のなかで標準的な基準となり，乱用，依存や他の合併症発生のリスクが最小になり，患者にとって有意義な治療につながる一助となればと思う．また，他の薬物療法・インターベンショナル治療・運動療法・心理的アプローチを含めたマルチモーダルな疼痛治療の一つの手段としてオピオイドの使用を理解していただき，最適な疼痛管理に寄与することを期待している．

　最後にガイドライン作成にあたり，ご同意いただき執筆に携わり，さらに長時間にわたり議論を重ねていただいたワーキンググループの諸先生方や編集協力いただいた学会事務局の皆様には改めてお礼を申し上げたい．

令和6年5月吉日
一般社団法人日本ペインクリニック学会　前代表理事
非がん性慢性疼痛に対するオピオイド鎮痛薬処方ガイドライン作成ワーキンググループメンバー
飯田　宏樹

非がん性慢性疼痛に対する
オピオイド鎮痛薬処方ガイドライン
改訂第3版

目　次

Ⅳ. オピオイド鎮痛薬による治療の開始 —— *41*

Ⅴ. オピオイド鎮痛薬による治療の副作用 —— *55*

Ⅵ. オピオイド鎮痛薬による治療の中止 —— *69*

「非がん性慢性疼痛に対するオピオイド鎮痛薬処方ガイドライン 改訂第3版」作成メンバー

非がん性慢性疼痛に対するオピオイド鎮痛薬処方ガイドライン作成ワーキンググループ

ワーキンググループ長

井関　雅子	順天堂大学医学部 麻酔科学・ペインクリニック講座 教授

ワーキンググループメンバー

飯田　宏樹	岐阜大学名誉教授 社会医療法人厚生会 中部国際医療センター 麻酔・疼痛・侵襲制御センター 統括センター長
岩下　成人	滋賀医科大学附属病院 ペインクリニック科 講師
上野　博司	京都府立医科大学 麻酔科学教室 准教授
大岩　彩乃	東京慈恵会医科大学 麻酔科学講座・ペインクリニック部 講師（非常勤）
金井　昭文	北里大学医学部新世紀医療開発センター 疼痛学 教授
木村　嘉之	獨協医科大学医学部 麻酔科学講座 准教授
高薄　敏史	獨協医科大学医学部 麻酔科学講座 准教授
福井　聖	愛知医科大学 痛み医療開発寄付講座 教授
山口　敬介	順天堂大学医学部附属順天堂東京江東高齢者医療センター 麻酔科・ペインクリニック 教授
山口　重樹	獨協医科大学医学部 麻酔科学講座 主任教授 ※前WG長（2021年7月～2022年11月）
米倉　寛	藤田医科大学ばんたね病院 麻酔・疼痛制御学 助教

協力メンバー

飯田　史絵	順天堂大学医学部附属順天堂東京江東高齢者医療センター 麻酔科・ペインクリニック 助教
池宮　博子	順天堂大学医学部附属順天堂医院 麻酔科・ペインクリニック 助手（非常勤）
大屋　里奈	京都府立医科大学 疼痛・緩和医療学教室
杉山　陽子	社会医療法人厚生会 中部国際医療センター 麻酔・疼痛・侵襲制御センター 緩和ケアセンター長
田辺久美子	岐阜大学大学院医学系研究科 麻酔科・疼痛医学分野 准教授
谷口　彩乃	京都第一赤十字病院 緩和ケア内科 副部長
八反丸善康	東京慈恵会医科大学附属病院 麻酔科・ペインクリニック部 助教
溝上　真樹	社会医療法人厚生会 中部国際医療センター 麻酔科・ペインクリニック 統括部長
山口　忍	よしむらペインクリニック 副院長
山田　恵子	順天堂大学大学院 医学研究科 疼痛制御学 准教授

利益相反（COI）

本ガイドライン作成に要した経費にかかる資金源について
　本ガイドライン作成の経費は，一般社団法人日本ペインクリニック学会の資金（学会員費，賛助会費，印税等）から拠出した．本ガイドライン作成に関連し，企業・団体等からの資金提供は受けていないことをここに明示する．

利益相反を有する者の参画について
　非がん性慢性疼痛に対するオピオイド鎮痛薬処方ガイドライン作成ワーキンググループ（WG）はメンバー12名，協力者10名で構成され，「非がん性慢性疼痛に対するオピオイド鎮痛薬処方ガイドライン　改訂第3版」を出版することを目標に，2021年9月から活動している．

　本ガイドラインの素案となる原稿執筆中の2022年7月，「一般社団法人日本ペインクリニック学会の利益相反に関する規定」が改定され，利益相反を有するCPG（clinical practice guideline）策定者への参画制限が規定された．これにより，当時のWG長に制限の対象となる利益相反が認定された．

　ガイドラインの改訂は急務であり，専門的な知識を持つWG長は，本ガイドライン策定参画に必要不可欠な存在であった．本学会の利益相反規定では，CPG策定参画にあたり規定の基準値を超えないことが求められているが，これに抵触する場合でも，ガイドラインの透明性と公平性が担保され，最終決定権（推奨決定の議決権）を持たないことを条件に参画が認められている．そこで，制限の対象となったWG長は，一メンバーとして議決権を持たず参画を継続することとした．

　WG長の交代は，すでにガイドライン作成が進められているなかで円滑に行われるよう，コアメンバーの中から選出することとしたが，コアメンバーも新たな規定に照らせば制限の対象となるため，前WG長より利益相反が少なく，本ガイドラインの執筆を行っていない者を新WG長に選出し，ガイドライン作成委員会，利益相反委員会，理事会の審議を得て，2022年11月にWG長を交代した．

　前WG長はガイドラインの構成の考案に関わっていたが，執筆や校正には関わっておらず，推奨度決定には関与していない．また，新WG長は，WG長就任後の利益相反が規定に反しないことに努め，編集には関わるが原稿の推敲およびエビデンスレベルの考察，推奨の提案は他のメンバーに代行させた．さらに，ガイドラインの査読・校正をWGメンバー全員で複数回行い，問題点はWG会議で議論を重ねながら内容を決定した．

　以上のように，基準額を超える利益相反を有する者が，前述のとおり公正性に配慮しながら本ガイドラインの策定に参画していることをここに報告する．

利益相反（COI）の開示
　「一般社団法人日本ペインクリニック学会の利益相反に関する規定」では，利益相反（conflict of interest：COI）の開示項目と開示基準額を表Ⅰのとおり定め，ガイドライン発行時に過去3年分のCOIを開示することとしている．

規定に則り，WG メンバーおよび協力者の利益相反を表 II に開示する．

表 I　個人の COI の開示項目と開示基準額
（年間の 1 企業または 1 団体あたりの規定）

申告項目	開示基準額区分		
	金額区分 A	金額区分 B	金額区分 C
1. 役員・顧問職・社員等の報酬	100 万円以上	500 万円以上	1,000 万円以上
2. 株の保有とその株式から得られる利益	100 万円以上，5%以上の公開株式の保有	500 万円以上	1,000 万円以上
3. 特許権使用料・譲渡料	100 万円以上	500 万円以上	1,000 万円以上
4. 講演料など	50 万円以上	100 万円以上	200 万円以上
5. 原稿料など	50 万円以上	100 万円以上	200 万円以上
6. 研究費	100 万円以上	1,000 万円以上	2,000 万円以上
7. 奨学寄附金	100 万円以上	500 万円以上	1,000 万円以上
8. 寄附講座	実質的に使途を決定し得る寄附金で実際に割り当てられた年間総額 100 万円以上		
9. 旅行・贈答品など	5 万円以上	20 万円以上	50 万円以上
10.配偶者の利益相反	上記に準ずる		

※ WG 長は金額区分 A，WG メンバーは金額区分 B を超えた場合，CPG 策定への参画制限が定められている．
※ 協力者には COI の有無に関わらず CPG 策定に係る議決権はない．

表 II　WG メンバーおよび協力者の COI（前年に遡り過去 3 年分）

（WG メンバー）

氏名	COI 状態（企業名・申告項目・金額区分）
井関　雅子	第一三共株式会社・4・C/塩野義製薬株式会社・4・B
飯田　宏樹	第一三共株式会社・4・B/塩野義製薬株式会社・4・A
岩下　成人	なし
上野　博司	第一三共株式会社・4・B/ファイザー株式会社・4・A
大岩　彩乃	なし
金井　昭文	第一三共株式会社・4・B
木村　嘉之	第一三共株式会社・4・B
高薄　敏史	なし
福井　聖	なし
山口　敬介	なし
山口　重樹	第一三共株式会社・4・C/塩野義製薬株式会社・4・B/ムンディファーマ株式会社・4・B/久光製薬株式会社・4・B
米倉　寛	なし

（協力メンバー）

氏名	COI 状態（企業名・申告項目・金額区分）
飯田　史絵	なし
池宮　博子	なし
大屋　里奈	なし
杉山　陽子	ファイザー社（米国）・7・A/農業協同組合・8
田辺久美子	なし
谷口　彩乃	なし
八反丸善康	なし
溝上　真樹	なし
山口　忍	第一三共株式会社・4・A
山田　恵子	なし

はじめに

ガイドライン作成の背景

　本邦では，社会の高齢化が進み，平均寿命のみならず健康寿命への関心が高まり，生活の質（QOL）や日常生活動作（ADL）の維持の重要性が指摘されるようになっている．痛みは，患者の QOL や ADL を著しく障害するばかりではなく，生産性の喪失や医療費の増加といった社会問題にもつながりかねない．国民が訴える痛みに対して適切に対応すべく，日本ペインクリニック学会はこれまでに各種ガイドラインの整備を進めてきた．その一つが，本ガイドライン「非がん性慢性疼痛に対するオピオイド鎮痛薬処方ガイドライン」である．

　オピオイド鎮痛薬は強力な痛みの緩和作用を持つが，その一方で不適切な使用により様々な問題を引き起こす可能性がある．特に，非がん性慢性疼痛では，不適切なオピオイド鎮痛薬の使用は，痛みによって損なわれた患者の QOL や ADL が改善されないだけではなく，悪化させてしまうことがある．本邦では，2011 年に一部のオピオイド鎮痛薬の効能効果に非がん性慢性疼痛が追加され，非がん性慢性疼痛に対するオピオイド鎮痛薬処方が正式に開始され，痛みの医療において浸透しつつある．今後も，オピオイド鎮痛薬は非がん性慢性疼痛を抱える患者の QOL や ADL の向上のための一つの選択肢として定着していくものと考えられる．これらのことを考慮して，本ガイドラインは 2012 年に第 1 版が作成，公表されるに至った．

ガイドライン改訂の経緯

　日本ペインクリニック学会では，ガイドライン発行後 3 年が経過した時点で内容の見直しを行い，最新の研究報告や社会情勢に基づき原則 5 年を目途に改訂を行うこととしている．

　第 1 版を作成した 2012 年，改訂第 2 版を作成した 2017 年と現在とでは，状況が刻々と変化しており，ガイドラインの改訂作業の開始にあたって本ワーキンググループでは以下の点について考慮した．

1) 非がん性慢性疼痛に対するオピオイド鎮痛薬の処方が先行していた欧米において，長期あるいは高用量処方は有効性に関するエビデンスが乏しく，むしろ，様々な問題に直面することが明確になり，諸外国でもガイドラインが改訂されている．

2) 本邦におけるオピオイド鎮痛薬の不適切使用が，比較的オピオイド鎮痛薬の入手が容易ながんサバイバーを中心に問題になっている．最新の国際疾病分類（ICD-11）では，がん性疼痛が慢性疼痛の一つと捉えられている．これらのことを考慮して，本学会では「がんサバイバーの慢性疼痛治療に関するステートメント」を 2023 年に公開し，がんサバイバーのがん以外の要因による痛み（治療に伴う痛み・合併症に伴う痛み・がんと関係ない痛み）に対しては，本ガイドラインに準じたオピオイド鎮痛薬の処方を行うことを明記している．

3) 本邦において使用可能なオピオイド鎮痛薬とその関連薬が増えたこと，そして，一部のオピオイド鎮痛薬の後発品が上市されたことなどから，より一層の添付文書上の「効能又は効果」および「用法及び用量」の遵守が徹底されなければならない．

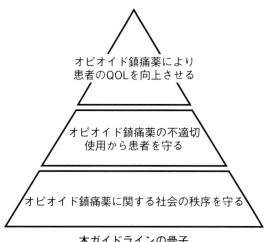

本ガイドラインの骨子

4）一部の国では，安易な処方に伴うオピオイド鎮痛薬の社会での氾濫が，オピオイドクライシスと呼ばれるオピオイド鎮痛薬による深刻な社会問題を引き起こしている．そのため，本邦においては，これまで同様にオピオイド鎮痛薬の規制・管理が必要である．

　これらのことから，本邦の現況を考慮したガイドラインへの改訂を急務と考え，日本ペインクリニック学会は新たなメンバーを加えて，「非がん性慢性疼痛に対するオピオイド鎮痛薬処方ガイドライン作成ワーキンググループ」を再招集し，改訂第3版の作成に取り掛かることになった．そして，改訂第2版と同様に，第1版で最も重要なメッセージ，「オピオイド鎮痛薬に関する社会の秩序を守る」，「オピオイド鎮痛薬の不適切使用から患者を守る」，「オピオイド鎮痛薬により患者の QOL を向上させる」という3つの基本原則（「本ガイドラインの骨子」一部改変）を堅持し，本邦の現状，国外の動向を考慮したガイドラインへと改訂するに至った．

　ガイドラインの改訂点
　以下に述べる点を考慮して本ガイドラインの改訂を行った．
　1）本学会が発表している他のガイドラインとの整合性の確認
　本学会が随時改訂，公開している他の治療指針やガイドライン，ステートメントとの整合性を図った．
　2）「Mins 診療ガイドライン作成マニュアル 2020 ver.3.0」に則ったガイドラインの作成
　本ガイドラインの公益性を高めるために，クリニカルクエスチョン形式で記載することを原則に，Minds の基本方針に準じたガイドラインの作成に努めた．
　3）各種内容の理解と整理
　本ガイドラインの改訂に際して，本ガイドラインを活用する医療者が理解しやすいように，そして，誤解されないようにするため，以下に示す点について内容の統一を図った．

　ガイドラインの要旨
1）本ガイドラインは，がんサバイバーを含めた非がん性慢性疼痛に対するオピオイド鎮痛

薬による適切な治療法について，理解・普及するための指針である．

2) 非がん性慢性疼痛に対するオピオイド鎮痛薬による治療の目的は，有害事象による生活の質（QOL）の悪化をきたすことなく，患者の痛みを緩和し，痛みのために低下していた QOL を改善することである．

3) 本邦での非がん性慢性疼痛に対するオピオイド鎮痛薬による治療においては，がん患者のがん直接による痛みに対する治療理念とは全く異なる理念に基づくことを認識しなければならない．

4) 本邦で使用可能な各々のオピオイド鎮痛薬およびその後発品の「効能又は効果」および「用法及び用量」を遵守する．

5) 各種オピオイド鎮痛薬の添付文書に記載された内容を遵守する．

6) 非がん性慢性疼痛に対するオピオイド鎮痛薬による治療は，いずれの患者にも適応されるものではなく，以下の基準を満たした患者に限定されるべきである．

   1) 持続する痛みの器質的要因が明白である．

   2) オピオイド鎮痛薬による治療以外に有効な痛みの緩和手段がない．

   3) オピオイド鎮痛薬による治療の目的が理解できている．

   4) 薬物のアドヒアランスが良好である（服薬遵守できる）．

   5) 物質依存あるいはアルコール依存の既往がない．

   6) 痛みの器質的要因が心理社会的要因を上回る症例．

7) 非がん性慢性疼痛に対するオピオイド鎮痛薬による治療の開始にあたっては，患者および家族に，治療の目的，治療の有効性と問題点，減量・休薬を見据えた治療期間などについての十分な説明を行い，同意を得て，医療用麻薬については処方に必要な確認書および同意書を作成する．

8) オピオイド鎮痛薬処方にあたっては，副作用に対する何らかの対策を検討する．

9) 投与量については，モルヒネ塩酸塩換算量 60 mg/日以下で治療することを推奨，上限はモルヒネ塩酸塩換算量で 90 mg/日と考えることを強く推奨する（表 A 参照）．

10) 投与期間については，3 ヵ月を基本と考え，最長でも 6 ヵ月で休薬を考慮して減量を検討すべきである．トラマドールはこの限りではないが，常に必要性について検討しながら，不要な長期継続を避ける．

11) がんサバイバーのがん直接によるものでない痛み，例えば，治療後の痛み，合併症あるいは既往症に伴う痛みについては，本ガイドラインを遵守する．

表 A　本邦で非がん性慢性疼痛に使用可能なオピオイド鎮痛薬の等力価換算表

経口モルヒネ塩酸塩 (mg/日)	経口トラマドール (mg/日)	経口コデインリン酸塩 (mg/日)	オキシコンチン® TR 錠 (mg/日)	ノルスパン® テープ (mg/7 日)	フェントス® テープ (mg/日)	ワンデュロ® パッチ (mg/日)	デュロテップ® MT パッチ (mg/3 日)
30	150	180	20	20	1	0.84	2.1
60	300		40		2	1.7	4.2
90			60		3 (1+2)	2.54 (0.84+1.7)	6.3 (2.1+4.2)

注意点

　なお，本ガイドラインは治療のためのオピオイド鎮痛薬の適正使用を目的として作成したもので，その他の状況，例えば補償や訴訟などの司法判断に使用すべきものではないことをここに明記する．

　最後に本改訂版作成にあたり，多大なご尽力をいただいた日本ペインクリニック学会「非がん性慢性疼痛に対するオピオイド鎮痛薬処方ガイドライン作成ワーキンググループ」のメンバーおよび協力者，日本ペインクリニック学会会員，関係学会の皆様にこの場を借りて，感謝の意を表する．

一般社団法人日本ペインクリニック学会　事務局長
非がん性慢性疼痛に対するオピオイド鎮痛薬処方ガイドライン作成ワーキンググループメンバー
山口　重樹

本ガイドラインの作成方法

ガイドラインの基本構成

本ガイドラインの構成は医療情報サービス「Minds 診療ガイドライン作成マニュアル 2020 ver. 3.0」[1]に沿った項目立てとし，CQ（クリニカルクエスチョン），推奨文（エビデンスレベル，推奨度），要約，解説を示すことを作成の基本とした．総論，各論の構成はガイドライン作成ワーキンググループ（WG）のコアメンバーで作成した．

クリニカルクエスチョン（clinical question：CQ）の作成

クリニカルクエスチョン（CQ）は，ガイドライン作成 WG コアメンバーと各項目執筆担当者が案を作り，CQ に対する要約と解説を作成した．

系統的レビュー

2021 年 9 月に MEDLINE（PubMed）で非がん性慢性疼痛治療におけるオピオイド鎮痛薬に関する文献の系統的レビューを実施した．検索語は "慢性疼痛"，"オピオイド"（本邦で使用可能な "コデイン"，"トラマドール"，"モルヒネ"，"オキシコドン"，"フェンタニル"，"ヒドロモルフォン"，"オキシモルフォン"，"ヒドロコドン"，"メサドン"，"タペンタドール"，"ペチジン"，"メペリジン"，"ブプレノルフィン"，"ペンタゾシン"）をキーワードとし対象期間は「非がん性慢性疼痛に対するオピオイド鎮痛薬処方ガイドライン 改訂第 2 版」以降の 2016 年 1 月から 2021 年 9 月までと設定した．研究デザインは診療ガイドライン，システマティックレビュー（Cochrane システマティックレビューを含む），ランダム化比較試験（RCT）に限定した．RCT を特定する研究デザインのフィルターは Cochrane によって作成された sensitivity- and precision-maximizing version（2008 revision）（https://work.cochrane.org/pubmed）を用いた．事前に設定した Key 論文が含まれていることを確認したうえで，文献検索式を最終決定し，PubMed での文献検索実施日とヒット文献数を記録した．本ガイドラインで使用した検索式は，Appendix に示した．適宜，追加検索，被引用検索を実施した．検索結果は，英語で発表された研究に限定した．既存の診療ガイドラインもしくはシステマティックレビュー論文がある場合は，研究の質・最新性・関連性を評価したうえで採用した．

エビデンスレベル

エビデンスレベルは，「Minds 診療ガイドライン作成マニュアル 2020 ver. 3.0」[1]，「診療ガイドラインのための GRADE システム（第 3 版)」[2]を参照した．

各 CQ に対するエビデンス総体の総括（アウトカム全般に関する全体的なエビデンスの強さ）を以下のように規定した．

　A（強）：効果の推定値に強く確信がある
　B（中）：効果の推定値に中程度の確信がある
　C（弱）：効果の推定値に対する確信は限定的である
　D（とても弱い）：効果の推定値がほとんど確信できない

推奨度の決定

推奨度判定には全体的なエビデンスの質，益と害のバランス，価値観や嗜好，コストや資源の使用の 4 つの要因を考慮しながら推奨度を決定した．推奨度の強さを以下のように

規定し提示した.

1：する（しない）ことを強く推奨する

2：する（しない）ことを弱く推奨する

推奨の強さを決定できないなどの理由によって明確な推奨ができない場合には，推奨度を記載しなかった.

各ステートメントに，推奨度の強さ（1 あるいは 2）とエビデンスレベル（A，B，C，D）を組み合わせて併記した.

例　1）疾患 P に対して治療 I を行うことを強く推奨する（1A）

= （強い推奨，強い根拠に基づく）

2）疾患 P に対して治療 I を行うことを弱く推奨する（2C）

= （弱い推奨，弱い根拠に基づく）

3）疾患 P に対して治療 I を行わないことを強く推奨する（1B）

= （強い推奨，中程度の根拠に基づく）

ステートメント草案をコメントと再評価のためにガイドライン作成 WG コアメンバーに回覧した. 最終的に，WG メンバー全員参加の合意形成会議を行った. 推奨度作成のための一致率に関して，80％以上の合意基準を設定した. 合意基準を満たすまで議論した.

原稿の推敲

各担当者が作成した記述内容について，ガイドライン作成 WG コアメンバーがクロスチェック形式で複数回の査読と推敲を行い，最終的には各原稿について WG メンバー全員で査読と推敲を行った.

パブリックコメント

日本ペインクリニック学会会員および関連学会（日本痛み関連学会連合・日本緩和医療学会・日本緩和医療薬学会）からパブリックコメントを募集した. 寄せられたコメントに対して，会議で議論し，賛否を判断した.

治療の適応にあたって

本ガイドラインは，日本国内の痛み治療に関わる医療従事者から一般のかかりつけ医に至るまで，全医療者を対象としている. エビデンスが不足している領域については，それを明示し未確立の治療法に関しても同様に記載している.

非がん性慢性疼痛の薬物療法においては，個々の患者の心理社会的要因を考慮し，それぞれの症例に応じて慎重な判断が求められる. このガイドラインに記述された薬物の処方時には，適応の有無にかかわらず，患者に対して十分な説明を行うことが重要となる. また，医療従事者は，推奨度だけでなく，本文，要約，解説を熟読し薬物療法の実施を検討することが望まれる.

参考文献

1）Minds 診療ガイドライン作成マニュアル編集委員会：Minds 診療ガイドライン作成マニュアル 2020 ver. 3.0, 公益財団法人 日本医療機能評価機構 EBM 医療情報部, 2021

2）相原守夫：診療ガイドラインのための GRADE システム 第 3 版, 中外医学社, 2018

Ⅰ．オピオイドとは

Ⅰ．オピオイドとは

CQ1-1：オピオイドとは？

------------------------ **Summary Statement** ------------------------

　オピオイドは，「アヘンが結合する受容体（オピオイド受容体）に親和性を有する物質の総称」と簡潔に定義[1]される．

------------------------ **解　説** ------------------------

　オピオイドは，アヘン由来のアルカロイドであり，モルヒネ，コデイン，テバインやこれらの薬物由来の半合成誘導体を含む．1970年代にオピオイド受容体が発見され，オピオイド受容体に結合するすべての物質がオピオイドと総称されるようになった[1]．

　これまでオピオイドは，多くの基礎的，臨床的知見の積み重ねによって，様々な新しい痛み治療の進歩に寄与してきた．一方で呼吸器，循環器などに対する有害事象が指摘されている．また疼痛治療の専門家の間でも依存や乱用などの懸念が表明されており[2]，オピオイドの使用にはその薬理学的特性も含めて十分な理解，経験が必要である．

参考文献

1) Fukuda K：Opioid Analgesics. Miller's anesthesia 8th ed, Elsevier, 864-914, 2014
2) Volkow ND et al：Prevention and treatment of opioid misuse and addiction：A review. JAMA Psychiatry 76：208-216, 2019

CQ1-2：オピオイド受容体とは？

------------------------ **Summary Statement** ------------------------

　オピオイド受容体とは，オピオイドと特異的に結合する受容体の総称である[1]．その活性化により様々な細胞内情報伝達系が影響を受け，侵害受容伝達の抑制や下行性疼痛抑制系の活性化によって，鎮痛効果を含めた様々な作用を発揮する．

------------------------ **解　説** ------------------------

　オピオイド受容体は，7回膜貫通型のG蛋白質共役受容体（GPCR）で，μ，δおよびκの3つのサブタイプが存在する．各々の受容体の活性化によって引き起こされる薬理作用を表1に示す．

　オピオイドは，薬物ごとに各々のオピオイド受容体への親和性が異なり，その結果，作用も異なる．すなわち，その薬理作用は一律ではなく，薬物ごとに薬理作用の違いが存在する．オピオイド鎮痛薬を処方するにあたっては，各種オピオ

オピオイド
opioid

アヘン
opium

オピオイド受容体
opioid receptor

G蛋白質共役受容体
GPCR：G protein-coupled receptor

表1　各種オピオイド受容体の関与する薬理作用

薬理作用	μ オピオイド受容体		δ オピオイド受容体	κ オピオイド受容体
	μ_1オピオイド受容体[注1]	μ_2オピオイド受容体[注1]		
鎮痛	○	○	○	○
鎮静		○	○	○
便秘		○		
悪心・嘔吐	○			○
呼吸抑制		○	○	○

イドのそれぞれの受容体への親和性を理解し，その薬理学的特性を熟知することが重要である．

参考文献
1) Fukuda K：Opioid Analgesics. Miller's anesthesia 8th ed, Elsevier, 864-914, 2014

CQ1-3：オピオイド鎮痛薬とは？

オピオイド鎮痛薬
opioid analgesics

------------ **Summary Statement** ------------

　非がん性慢性疼痛の緩和に使用する薬物には，非オピオイド鎮痛薬（主として非ステロイド性抗炎症薬，アセトアミノフェン），鎮痛補助薬（主として抗うつ薬，ガバペンチノイド），そしてオピオイド鎮痛薬がある．オピオイド鎮痛薬とは，オピオイド受容体に作用して，鎮痛効果を発揮する薬物の総称である．

------------ **解　説** ------------

　オピオイドには様々な薬理作用があるが[1]，すべてのオピオイドが鎮痛作用を有するわけではない．天然オピオイドのテバインの構造を基に合成されたオキシコドンやブプレノルフィンはオピオイド鎮痛薬であるが，テバイン，合成オピオイドであるオピオイド受容体拮抗薬のナロキソンなどには鎮痛作用はなく，オピオイド鎮痛薬とは区別しなくてはならない．また，受容体との関係性に基づいて，オピオイドは，以下のように作動薬，部分作動薬，作動薬-拮抗薬，拮抗薬に分類される．

　作動薬：オピオイド受容体に親和性が高く，鎮痛効果を有するオピオイド．
　部分作動薬：鎮痛作用は有するが，オピオイド受容体への親和性が低いか，内活性[注2]の値が小さく，部分的な鎮痛作用を示すオピオイド．
　作動薬-拮抗薬：鎮痛作用は有するが，あるオピオイド受容体には作動薬，別のオピオイド受容体には拮抗薬として作用するオピオイド．
　拮抗薬：鎮痛作用（薬理活性）を有しないオピオイド．他のオピオイドと競合

注1：μ オピオイド受容体のμ_1，μ_2サブタイプは，オピオイド受容体拮抗薬のナロキソナジン（naloxonazine）に対する感受性の相違に基づく薬理学的な分類である．ナロキソナジンで拮抗される鎮痛などをμ_1，拮抗されない便秘などをμ_2に分類したもので，遺伝子や蛋白質レベルでの同定はされていない．

注2：内活性とは，薬物と受容体の相互作用により引き起こされる反応の度合いをいう．0～1で表記される．1に近い内活性は強い反応を引き起こすが，0に近い内活性は反応をほぼ引き起こさない．

して受容体に結合し，その薬理作用を抑制する．

参考文献

1) Fukuda K：Opioid Analgesics. Miller's anesthesia 8th ed, Elsevier, 864-914, 2014

CQ1-4：強オピオイド鎮痛薬，弱オピオイド鎮痛薬とは？

------------------------------ Summary Statement ------------------------------

　日本ペインクリニック学会の「神経障害性疼痛薬物療法ガイドライン 改訂第2版」では，「オピオイド鎮痛薬〔軽度〕」，「オピオイド鎮痛薬〔中等度〕」，「オピオイド鎮痛薬〔強度〕」に分類して表記しており，本ガイドラインでも同様に3つに分類していた．しかし，世界保健機関（WHO）の新しいガイドラインでは，強オピオイド鎮痛薬と弱オピオイド鎮痛薬を区別し，それぞれに言及した記載になっており，本ガイドラインでも，強オピオイド鎮痛薬と弱オピオイド鎮痛薬に分類する．

------------------------------ 解　　説 ------------------------------

　オピオイド鎮痛薬は，一般的に，いわゆる強オピオイド鎮痛薬（中等度から高度の強さの痛みに用いるオピオイド鎮痛薬）と，いわゆる弱オピオイド鎮痛薬（軽度から中等度の強さの痛みに用いるオピオイド鎮痛薬）に分類されるが，厳密な定義はなく，WHOが意味することや，各種ガイドラインの区分け，国別の区分は異なる．一般に，活性強度（内活性）や用量依存性鎮痛作用の有無，実際の鎮痛効果により，強オピオイド鎮痛薬，弱オピオイド鎮痛薬に分類される．各種オピオイドのオピオイド受容体に対する親和性を表2に示す．

　1986年に発表された「WHO方式がん疼痛治療法の三段階除痛（鎮痛）ラダー」注3では，痛みの強さに応じた鎮痛薬の選択方法を下記のように示している[1]．

軽度の痛み：非オピオイド鎮痛薬．
軽度から中等度の痛み：オピオイド鎮痛薬．
中等度から重度の痛み：オピオイド鎮痛薬．

　ブプレノルフィンはμオピオイド受容体に対し高い親和性を示すが，本邦では，医療用麻薬の指定を受けていないため，本ガイドラインでは，ブプレノルフィンは弱オピオイド鎮痛薬として扱っている．

参考文献

1) World Health Organization：WHO Guideline for the pharmacological and radiotherapeutic management of cancer pain in adults and adolescents. https://www.who.int/publications/i/item/9789241550390（2024年2月閲覧）

世界保健機関
WHO：World Health Organization

強オピオイド鎮痛薬
strong opioid

弱オピオイド鎮痛薬
weak opioid

注3：「WHOがん性疼痛に関するガイドライン」の2018年改訂によりWHO方式三段階除痛（鎮痛）ラダーは本文から削除されたが，「三段階除痛ラダーは疼痛マネジメントにおける一つの目安である」とされ，ANNEX（付録）に残っている．

表2　オピオイドの受容体への親和性

オピオイド鎮痛薬	μオピオイド受容体	δオピオイド受容体	κオピオイド受容体
モルヒネ	＋＋＋		＋
フェンタニル	＋＋＋		
オキシコドン	＋＋＋		
タペンタドール	＋		
メサドン	＋＋＋		
ペチジン	＋＋		
コデイン	＋		
トラマドール	＋		
ペンタゾシン	＋＋	＋	＋＋
ブプレノルフィン	＋＋＋	＋＋	＋＋＋

CQ1-5：医療用麻薬とは？

------ **Summary Statement** ------

　「麻薬」とは，精神と行動の著しい変化および依存性と耐性の可能性を伴う強力な鎮痛作用を有し，アヘンやアヘン様化合物から誘導される薬物の総称である．通常，合成あるいは天然の薬物で，ペチジンやフェンタニルとその誘導体なども含まれる．なお，ケタミンやコカインは，オピオイドではないが，医療用麻薬に指定されている．

------ **解　説** ------

　麻薬には非合法麻薬と医療用麻薬がある．
非合法麻薬：乱用や依存の危険性が高いために，医療用としても使用を許可されていないオピオイド鎮痛薬，例えば，ジアセチルモルヒネ（ヘロイン）などである．
医療用麻薬：厚生労働省が医療用にのみ使用を許可しているオピオイド鎮痛薬．例えば，モルヒネなどである．医療用麻薬の管理，処方，取り扱いに関しては，「麻薬及び向精神薬取締法」に準じて行わなければならない[1]．
　本邦では，オピオイド鎮痛薬について，「麻薬及び向精神薬取締法」と「医薬品，医療機器等の品質，有効性及び安全性の確保等に関する法律」（「薬機法」）[注4]上の分類として，医療用麻薬，向精神薬，習慣性医薬品，規制の全くない薬という分類が存在する．非がん性慢性疼痛に対するオピオイド鎮痛薬による治療において，処方医はオピオイド鎮痛薬の「麻薬及び向精神薬取締法」と「薬機法」上の分類（図1）[2]を理解したうえでその処方を行わなくてはならない．
　コデインリン酸塩には1%［w/v］と10%［w/v］製剤が存在し，「WHO方式がん疼痛治療法の三段階除痛（鎮痛）ラダー」[注3]ではともに弱オピオイド鎮痛薬

ケタミン
NMDA（N-methyl-d-aspartate）受容体拮抗薬であるが，本邦では医療用麻薬に指定されている．

コカイン
コカの葉に含まれるアルカロイドで局所麻酔薬であるが，本邦では医療用麻薬に指定されている．中枢神経に作用し，交感神経刺激作用も有する．

注4：「薬機法」とは，「医薬品，医療機器等の品質，有効性及び安全性の確保等に関する法律」．2014年に従来の「薬事法」が改正され，名称が変更された．

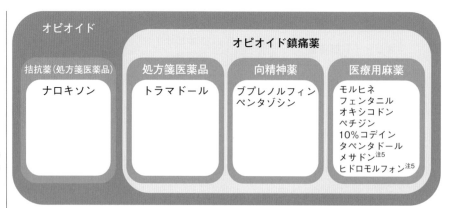

注5：メサドンとヒドロモル
フォンは本邦において非がん
性慢性疼痛には保険適用外.

図1 「麻薬及び向精神薬取締法」における医療用麻薬の分類（文献2より）

に分類されているが，本邦の「麻薬及び向精神薬取締法」と「薬機法」上の分類
では，1%［w/v］製剤は規制の全くない薬物に，10%［w/v］製剤は医療用麻薬
に分類される.

　また，トラマドールは，弱オピオイド鎮痛薬ではあるが，全く規制のない薬物
に分類される. 一方，ブプレノルフィンは「WHO方式がん疼痛治療法の三段階
除痛（鎮痛）ラダー」注3では強オピオイド鎮痛薬であり，本邦においてブプレノ
ルフィン貼付剤は一般的には，弱オピオイド鎮痛薬であるが，「麻薬及び向精神薬
取締法」と「薬機法」により向精神薬に分類されている.

　　参考文献
　　1）厚生労働省医薬・生活衛生局監視指導・麻薬対策課：医療用麻薬適正使用
　　　　ガイダンス～がん疼痛治療における医療用麻薬の使用と管理のガイダン
　　　　ス～，2017
　　2）鈴木　勉：医療用麻薬という用語. 痛みと臨床7：132-133，2011

Ⅱ．オピオイド鎮痛薬各論

CQ2-1：コデインリン酸塩とはどのようなオピオイド鎮痛薬か？

CQ2-2：トラマドール製剤とはどのようなオピオイド鎮痛薬か？

CQ2-3：ブプレノルフィン貼付剤とはどのようなオピオイド鎮痛薬か？

CQ2-4：モルヒネ塩酸塩とはどのようなオピオイド鎮痛薬か？

CQ2-5：フェンタニル貼付剤とはどのようなオピオイド鎮痛薬か？

CQ2-6：オキシコドン塩酸塩とはどのようなオピオイド鎮痛薬か？

Ⅱ．オピオイド鎮痛薬各論

CQ2-1：コデインリン酸塩とはどのようなオピオイド鎮痛薬か？

-------------------- Summary Statement --------------------

　コデインは肝臓でモルヒネに代謝され，モルヒネによるオピオイド鎮痛作用を発揮する．コデインの鎮痛作用はモルヒネの 1/6 程度であるが，CYP2D6 による代謝でモルヒネが産生されるため，鎮痛作用には個人差が大きい．また，モルヒネの代謝産物モルヒネ-6-グルクロニド（M6G）にも活性があるため，腎機能障害では作用が増強，延長する危険性がある．コデインは非がん性慢性疼痛に対して有効であり，モルヒネと同様に，副作用として便秘，悪心，眠気がある．

モルヒネ-6-グルクロニド
M6G：morphine-6-glucuro-
nide

-------------------- 解　　説 --------------------

　コデインは，5〜10％が肝臓において，酵素 CYP2D6 で代謝されて産生されたモルヒネによる鎮痛作用を発揮する．コデインの約 80％は CYP3A4，UGT2B7 で代謝，不活化され，尿中に排泄される[1]．コデインのオピオイド受容体親和性（モルヒネの 1/200）は非常に弱いのに対し，モルヒネはオピオイド受容体完全作動薬であり，用量依存性に鎮痛作用も副作用も強める．しかし，コデインの代謝反応に制限（飽和動態）があるため，コデイン増量に伴うオピオイド作用の増強には限界がある．コデインの鎮痛作用はモルヒネの 1/5〜1/10，標準的には 1/6 と同等とされている．

　非がん性慢性疼痛に対するコデインの鎮痛効果は，単剤[2,3]，アセトアミノフェンまたは非ステロイド性抗炎症薬（NSAIDs）との合剤[4,5]，いずれにおいても RCT で有効性が示されている．コデインの副作用はオピオイド鎮痛薬による典型的副作用である．ただし，代謝されてからオピオイド鎮痛薬に変換されること，高用量で用いることは稀であることなどから，過量摂取と死亡のリスクは強オピオイド鎮痛薬よりも低い[6]．一方，本邦においても，コデインリン酸塩を咳止め成分として含む一般医薬品の嗜癖，乱用が問題になっている．

非ステロイド性抗炎症薬
NSAIDs：nonsteroidal anti-
inflammatory drugs

無作為化比較試験，ランダム
化比較試験
RCT：randomized controlled
trial

　CYP2D6 の活性には個体差，人種差がある．日本人においては，ほとんど活性のない（モルヒネを産生しない）PM が 1〜2％，通常 EM の約 50％の活性の IM が 20〜70％と報告されており，代謝活性の低い傾向がある[1,7〜9]．しかし一方で，通常の 2 倍以上の活性を有し，コデイン服用後のモルヒネ血中濃度が通常（EM）の 20〜80 倍になることもある UM が 1％程度存在する[10]．海外では，コデインを常用する UM の母乳を飲んだ新生児が死亡したことがあり[11]，また，コデインを含む総合感冒薬を服用した小児 UM の死亡が多発したこともあり[12]，これらの死因はモルヒネの急性中毒である．なお，コデインを含め，臨床使用される全薬剤の 20％以上が CYP2D6 の触媒に関わる[10]．例えば，CYP2D6 阻害作用を有する抗うつ薬を常用していると，コデインのモルヒネへの変換が抑制される．すなわち，EM であっても，併用薬剤によってはコデイン代謝と鎮痛作用に影響を受け

PM：poor metabolizers

EM：extensive metabolizers

IM：intermediate metaboliz-
ers

UM：ultrarapid metabolizers

る．

　コデインリン酸塩水和物の錠剤および粉末剤は，疼痛時における鎮痛に保険適用がある．5 mg 錠剤および 1%［w/w］粉末（100 倍散）は麻薬指定されていないが，20 mg 錠剤および 10%［w/w］粉末（10 倍散）は麻薬指定されている．コデインリン酸塩水和物の生体内利用率は約 50% で，65 mg を内服すると，約 1 時間後に最高血中濃度（117 ng/mL）に達し，約 3.6 時間の半減期で減少する[13]．鎮痛作用の発現は 15〜60 分からで，最大効果は 30〜120 分，効果持続時間は 3〜4 時間である[14]．20 mg/回，60 mg/日で開始し，効果不十分なら 180 mg/日まで漸増する．鎮痛限界は 500〜600 mg/日とされるが，200 mg/日を超えると，鎮痛作用の増強が乏しくなり，副作用が増える[15]．通常は 180 mg/日まで，最大でも 360 mg/日までとし，それでもオピオイド鎮痛薬の作用が不十分であれば，オピオイド鎮痛薬による治療について再考し，患者が得るベネフィットがリスクを上回ると判断された場合に，強オピオイド鎮痛薬への変更を検討する[1,16]．ただし，PM または IM であれば，あるいは CYP2D6 活性を阻害する薬物を併用する患者であれば，コデインの反応性が乏しく，オピオイド鎮痛等力価換算表（「はじめに」表 A 参照）に従って，強オピオイド鎮痛薬の用量を設定すると，オピオイド血中濃度が急上昇するなど，過量のリスクがあるため，換算量の半分程度で開始するのがよい．なお，コデインリン酸塩水和物を少量で開始して早々に，不快な眠気，意識混濁を生じたら，UM を疑い，コデインの中止を考慮する[1]．

参考文献

1) Crews KR et al：Clinical pharmacogenetics implementation consortium guidelines for cytochrome P450 2D6 genotype and codeine therapy：2014 update. Clin Pharmacol Ther 95：376-382, 2014
2) Arkinstall W et al：Efficacy of controlled-release codeine in chronic non-malignant pain：a randomized, placebo-controlled clinical trial. Pain 62：169-178, 1995
3) Peloso PM et al：Double blind randomized placebo control trial of controlled release codeine in the treatment of osteoarthritis of the hip or knee. J Rheumatol 27：764-771, 2000
4) Abdel Shaheed C et al：Efficacy and safety of low-dose codeine-containing combination analgesics for pain：Systematic review and meta-analysis. Clin J Pain 35：836-843, 2019
5) Kjærsgaard-Andersen P et al：Codeine plus paracetamol versus paracetamol in longer-term treatment of chronic pain due to osteoarthritis of the hip. A randomised, double-blind, multi-centre study. Pain 43：309-318, 1990
6) Ray JG et al：Risk of overdose and death following codeine prescription among immigrants. J Epidemiol Community Health 68：1057-1063, 2014
7) Zhang X et al：Association between aripiprazole pharmacokinetics and CYP2D6 phenotypes：A systematic review and meta-analysis. J Clin Pharm Ther 44：163-173, 2019
8) Iwashima K et al：No association between CYP2D6 polymorphisms and personality trait in Japanese. Br J Clin Pharmacol 64：96-99, 2007

9) Kubota T et al：Frequencies of CYP2D6 mutant alleles in a normal Japanese population and metabolic activity of dextromethorphan O-demethylation in different CYP2D6 genotypes. Br J Clin Pharmacol 50：31-34, 2000

10) Gasche Y et al：Codeine intoxication associated with ultrarapid CYP2D6 metabolism. N Engl J Med 351：2827-2831, 2004

11) Koren G et al：Pharmacogenetics of morphine poisoning in a breastfed neonate of a codeine-prescribed mother. Lancet 368：704, 2006

12) Livingstone MJ et al：Codeine use among children in the United States： a nationally representative study from 1996 to 2013. Paediatr Anaesth 27：19-27, 2017

13) Findlay JW et al：Codeine kinetics as determined by radioimmunoassay. Clin Pharmacol Ther 22：439-446, 1977

14) 日本薬剤師研修センター 編：第十八改正日本薬局方医薬品情報 JPDI 2021，じほう，2021

15) Chary S et al：The dose-response relationship of controlled-release codeine（codeine contin）in chronic cancer pain. J Pain Symptom Manage 9：363-371, 1994

16) Fredheim OM et al：Prescription pattern of codeine for non-malignant pain：a pharmacoepidemiological study from the Norwegian prescription database. Acta Anaesthesiol Scand 53：627-633, 2009

CQ2-2：トラマドール製剤とはどのようなオピオイド鎮痛薬か？

------------------------------ **Summary Statement** ------------------------------

モノ-O-脱メチル体
M1：mono-O-desmethyl

　トラマドールは，トラマドール自体のセロトニン・ノルアドレナリン再取り込み阻害と代謝産物であるモノ-O-脱メチル体（M1）のμオピオイド受容体部分作動による鎮痛作用を有する．肝臓において，活性に個体差，人種差のある酵素 CYP2D6 で代謝されて M1 が産生されるため，トラマドールのオピオイド鎮痛作用には個人差が大きい．侵害受容性疼痛と神経障害性疼痛に有効であるが，後者により有効性が高いと考えられる．

------------------------------ **解　　説** ------------------------------

セロトニン・ノルアドレナリン再取り込み阻害薬
SNRI：serotonin-noradrenaline reuptake inhibitor

　トラマドール自体には，セロトニン・ノルアドレナリン再取り込み阻害作用があり，三環系抗うつ薬のイミプラミンに比較すると，セロトニン再取り込み阻害は 1/40，ノルアドレナリン再取り込み阻害は 1/120 の力価である[1]．トラマドールはセロトニン・ノルアドレナリン再取り込み阻害薬（SNRI）のベンラファキシンに構造式と薬理作用が類似しており，抗うつ作用，下行性疼痛抑制系の賦活を介する鎮痛作用，すなわち神経障害性疼痛を軽減させると考えられている[2]．また，肝臓において酵素 CYP2D6 に代謝されて産生される M1 がμオピオイド受容体部分作動薬であるため，オピオイド受容体を介する鎮痛作用ならびに呼吸抑制などの副作用を発現させるが，鎮痛作用と副作用はともに増量しても増強しなくなる有効限界（天井効果）がある[3]．これには CYP2D6 による代謝制限（飽和動態）も関わる．他は CYP3A4，CYP2B6 により M2 に不活化，M3〜M33 への代

謝など複雑である[1]．90%は尿中に排泄されるが，25〜30%は未変化体で排泄される．トラマドール自体のオピオイド受容体親和性は極めて弱い（モルヒネの1/6,000）が，M1のそれはモルヒネの1/10である[1]．さらに近年，ナトリウムチャネル阻害作用，TRPV1チャネル阻害作用など，様々な鎮痛機序が示唆されている[2]．現在，トラマドールの主な鎮痛作用はM1によるオピオイド作用であり，SNRI作用も併せ持つため，モルヒネの1/5程度の鎮痛力価を有すると考えられている．

　変形性関節症[4]と神経障害性疼痛[5]において，Cochraneシステマティックレビューでトラマドールの有効性が示されている．前者においては鎮痛効果と機能回復をもたらすが，副作用を考慮するとベネフィットは小さいと言及しているのに対し，後者では有効な治療薬と結論しており，トラマドールは神経障害性疼痛に有効であると考えられる．トラマドールの副作用にはオピオイドの典型的副作用の他に，中枢毒性があり，高用量で痙攣を誘発する[6]．オピオイドの有効限界とは別に，中枢毒性を避けるために投与量の制限を設ける．また，他のオピオイド鎮痛薬よりもセロトニン症候群を起こしやすい[7]．トラマドール単独でのセロトニン症候群の発症は過量投与でも稀であり[6]，CYP2D6阻害作用を有する薬剤との併用で誘発しやすい[7]．

　CYP2D6の活性には個体差，人種差がある（CQ2-1参照）．CYP2D6活性により，PM（活性：0），IM（活性：0.5），EM（活性：1.0〜2.0），UM（活性：>2.0）に分類される[8]．日本人ではIMの割合が多いが，IMにおけるM1の血中濃度はEMのおよそ半分となる[9]．また，PMではM1が産生されない．しかし，トラマドールの鎮痛作用がM1のみではないためか，PMおよびIMは，EMおよびUMよりも鎮痛作用と副作用が弱いとは限らず，いずれも有意に強いことがある[10,11]．同じく，トラマドールの鎮痛作用と副作用はCYP2D6阻害薬の影響を受けるとも限らないようである[12]．ただし，1%程度存在するUMには注意が必要であり，コデインと同様に，通常使用量でも致死的呼吸停止の報告がある[13]．

PM：poor metabolizers

IM：intermediate metabolizers

EM：extensive metabolizers

UM：ultrarapid metabolizers

　トラマドールの錠剤には，非オピオイド鎮痛薬で治療困難な非がん性慢性疼痛の鎮痛に保険適用がある．2024年（令和6年）2月現在，トラマドール単剤には速放性口腔内崩壊（OD）錠（25 mg，50 mg），1日2回投与型徐放錠（25 mg，50 mg，100 mg，150 mg），1日1回投与型徐放錠（100 mg）の3種類があり，アセトアミノフェン配合錠（トラマドール37.5 mg/アセトアミノフェン325 mg）もある．トラマドールの生体内利用率は70〜90%である．速放性製剤は1〜2時間後に最高血中濃度に達し，トラマドールおよびM1の半減期はそれぞれ6.3時間，7.4時間である[1,14]．強い持続痛（安静時痛）では100〜300 mg/日より開始することもあるが，運動器疾患による痛みなどで，動作を調整することで痛みを制御できるのであれば，最小有効用量である1回25 mg，1回/日から開始し，副作用に注意しながら漸増することを検討する．漸増することで悪心・嘔吐，めまいは減ることがRCTで明らかになっているからである[15]．必要量が決まれば，速放性OD錠とアセトアミノフェン配合錠は4〜6時間ごと，1日2回投与型徐放錠は12時間ごと，1日1回投与型徐放錠は24時間ごとの定時内服を基本とする．

口腔内崩壊
OD：orally disintegrating

無作為化比較試験，ランダム化比較試験
RCT：randomized controlled trial

ただし，生活時間帯に合わせて投与間隔を調整することも可能である．最大量は100 mg（配合錠では2錠）/回，400 mg（配合錠では8錠）/日であるが，75歳以上の高齢者では，血中濃度が高い状態で維持し，鎮痛作用のみならず副作用も増強する恐れがあるので，300 mg/日を超えないことが望ましい．また，CYP2D6阻害薬との併用で使用する場合には，セロトニン症候群（反射亢進，ミオクローヌス，不穏，せん妄，昏睡，固縮，てんかん発作，幻覚，頻脈：＞140回/分など）に注意する[16]．発症したらトラマドール製剤またはCYP2D6阻害薬の中止を検討し，重症例ではベンゾジアゼピンで治療する．トラマドール製剤中止の時にはオピオイド鎮痛薬による退薬症候にも注意する．なお，トラマドール製剤は強オピオイド鎮痛薬を減量中止する際にもしばしば選択される．

参考文献

1) Grond S et al：Clinical pharmacology of tramadol. Clin Pharmacokinet 43：879-923, 2004
2) Barakat A：Revisiting tramadol：A multi-modal agent for pain management. CNS Drugs 33：481-501, 2019
3) Nakamura A et al：Changes in the rewarding effects induced by tramadol and its active metabolite M1 after sciatic nerve injury in mice. Psychopharmacology（Berl）200：307-316, 2008
4) Toupin April K et al：Tramadol for osteoarthritis. Cochrane Database Syst Rev 5：CD005522, 2019
5) Duehmke RM et al：Tramadol for neuropathic pain in adults. Cochrane Database Syst Rev 6：CD003726, 2017
6) Ryan NM et al：Tramadol overdose causes seizures and respiratory depression but serotonin toxicity appears unlikely. Clin Toxicol（Phila）53：545-550, 2015
7) Rickli A et al：Opioid-induced inhibition of the human 5-HT and noradrenaline transporters in vitro：link to clinical reports of serotonin syndrome. Br J Pharmacol 175：532-543, 2018
8) Crews KR et al：Clinical pharmacogenetics implementation consortium guidelines for cytochrome P450 2D6 genotype and codeine therapy：2014 update. Clin Pharmacol Ther 95：376-382, 2014
9) Bastami S et al：Pharmacogenetic aspects of tramadol pharmacokinetics and pharmacodynamics after a single oral dose. Forensic Sci Int 238：125-132, 2014
10) Slanar O et al：Tramadol efficacy in patients with postoperative pain in relation to CYP2D6 and MDR1 polymorphisms. Bratisl Lek Listy 113：152-155, 2012
11) Seripa D et al：Role of CYP2D6 polymorphisms in the outcome of postoperative pain treatment. Pain Med 16：2012-2023, 2015
12) 小澤康久ほか：トラマドール・アセトアミノフェン配合錠におけるCYP2D6阻害作用をもつ薬剤の影響．日本緩和医療薬学雑誌10：69-74, 2017
13) Orliaguet G et al：A case of respiratory depression in a child with ultrarapid CYP2D6 metabolism after tramadol. Pediatrics 135：e753-755, 2015
14) Subedi M et al：An overview of tramadol and its usage in pain management and future perspective. Biomed Pharmacother 111：443-451, 2019

15) Choi CB et al：A 2-week, multicenter, randomized, double-blind, double-dummy, add-on study of the effects of titration on tolerability of tramadol/acetaminophen combination tablet in Korean adults with knee osteoarthritis pain. Clin Ther 29：1381-1389, 2007

16) Moss MJ et al：Toxicology investigators consortium（ToxIC）. serotonin toxicity：Associated agents and clinical characteristics. J Clin Psychopharmacol 39：628-633, 2019

> **CQ2-3：ブプレノルフィン貼付剤とはどのようなオピオイド鎮痛薬か？**

-------------------- **Summary Statement** --------------------

　ブプレノルフィンはμオピオイド受容体に対して，臨床での鎮痛は用量依存性に作用が増強する完全作動薬であり，呼吸抑制は増量しても作用が頭打ちとなる部分作動薬である．鎮痛不十分な時に他のμオピオイド受容体完全作動薬と併用すると，鎮痛作用は増強し，呼吸抑制は拮抗される傾向がある．また，κオピオイド受容体を拮抗するため，抗痛覚過敏作用，抗うつ作用が強い．耐性，乱用，過量摂取死，内分泌機能障害，免疫機能低下は比較的少ない．

-------------------- **解　　説** --------------------

　ブプレノルフィンはテバインから半合成された脂溶性の高いオピオイド鎮痛薬で，モルヒネの25～100倍の鎮痛作用を有する[1]．経口投与では初回通過効果が高くて薬理作用を得られ難いため，非経口投与される．脂溶性が高いので貼付剤での皮膚からの吸収は良好である．ブプレノルフィンは，肝でCYP3A4により代謝されて，オピオイド活性のあるノルブプレノルフィンに変換されるが，いずれもグルクロン酸抱合で不活化される．尿からの排泄は10～30％のみであり，未変化体も含めて多くは糞便からの排泄である．ゆえに，高齢，腎機能障害でも血中濃度は上昇しにくい[2]．また，蛋白結合率が96％と高いため，血液透析前後の血中濃度の変動も少なく，腎機能障害に適したオピオイドと言える[3]．しかし一方で，血漿蛋白濃度の変動が薬効に影響を与える恐れがある．

　ブプレノルフィンは，μオピオイド受容体に対して，鎮痛においては（少なくとも140μg/時までの投与で）用量依存性に作用が増強する完全作動薬であり，呼吸抑制においては増量しても作用が頭打ちとなる部分作動薬として働く[4,5]．ブプレノルフィンの呼吸抑制は比較的弱いが，ノルブプレノルフィンは増量により呼吸抑制が強まるため，稀ではあるが，重篤な呼吸抑制を起こすことがある[6]．μオピオイド受容体への親和性が高く，受容体からの解離は遅いため[1]，呼吸抑制を回復させるのには大量のオピオイド拮抗薬（ナロキソン）を必要とする[7]．また，鎮痛不十分のために，モルヒネやフェンタニルなどの完全作動薬と併用すると，鎮痛作用は相加的または相乗的に増強し[8]，呼吸抑制は拮抗される傾向がある[9]．

　ブプレノルフィンは，κオピオイド受容体を拮抗する特性があり，鎮痛作用を発揮する用量よりも少量で痛覚過敏を軽減させる[10]．抗痛覚過敏作用は鎮痛作用

無作為化比較試験，ランダム
化比較試験
RCT：randomized controlled
trial

よりも長く持続する．オピオイドの長期曝露により，しばしばオピオイド受容体の細胞内陥入が促進され，耐性を獲得するが，ブプレノルフィンではこの反応が起きにくい[11]．疼痛患者に対する長期使用において，ブプレノルフィンはフェンタニルよりも有意に増量率が低い[12]．また，κオピオイド受容体阻害により，難治性うつ病や心的外傷後ストレス障害を改善させることがシステマティックレビューで明らかにされている[13]．平均投与量 0.44 mg/日で自殺念慮が軽快することが RCT で示されている[14]．ブプレノルフィンは，他のオピオイド鎮痛薬に比べて，乱用や過量摂取死が少なく，オピオイド鎮痛薬の依存症の治療にも使用されている[15]．オピオイド鎮痛薬による内分泌機能障害[16]，免疫機能低下[17]も問題になっているが，ブプレノルフィンのこれらへの影響は少ない．

　ブプレノルフィンの非がん性慢性疼痛に対する有効性と安全性がメタアナリシスで示されている[18]．オピオイド鎮痛薬依存症の治療にブプレノルフィンを使用すると，難治性疼痛が有意に軽減することもシステマティックレビューで明らかにされた[19]．本邦においては，ブプレノルフィン貼付剤は，非オピオイド鎮痛薬で十分な鎮痛を得られない変形性関節症または腰痛症に伴う慢性疼痛の鎮痛に保険適用がある．ただし，製剤の e-ラーニングを受講し，処方資格を得る必要がある．向精神薬であるが，一度に 2 週間分（2 枚）しか処方できない．処方の際の確認書の交付は不要である．注射剤と坐剤は非がん性慢性疼痛に保険適用がない．ブプレノルフィン貼付剤には，5 mg，10 mg，20 mg があり，それぞれ 5 μg/時，10 μg/時，20 μg/時の速度でブプレノルフィンが経皮的に投与される．5 mgで開始し，7 日間毎に適宜増減し，20 mg（20 μg/時×24 時間＝0.48 mg/日）を超えないようにする．貼付開始から約 72 時間で定常状態に達するので，早期の追加投与はしてはならない．フェンタニル貼付剤との力価比は 0.75〜1：1 とされる[20]．すなわち，ブプレノルフィン貼付剤 20 mg（20 μg/時）はフェンタニル貼付剤 15〜20 μg/時（フェントス® テープ 1.5 mg）に相当する．痛みのない健康ボランティアにブプレノルフィン 0.85 μg/kg を筋注（35 μg/時の貼付に相当）しても呼吸抑制が出現しなかったと報告されている[4]．20 μg/時での呼吸抑制は稀ではあるが[15]，体温上昇で吸収量が増したり，アルコールや睡眠薬の併用で呼吸抑制が増強したりするので注意する．悪心などのオピオイド副作用の他，貼付部位の発赤，掻痒の副作用がある．ステロイド軟膏で改善することがある[21]．

参考文献

1) Khanna IK et al：Buprenorphine-an attractive opioid with underutilized potential in treatment of chronic pain. J Pain Res 8：859-870, 2015

2) Al-Tawil N et al：Pharmacokinetics of transdermal buprenorphine patch in the elderly. Eur J Clin Pharmacol 69：143-149, 2013

3) Filitz J et al：Effects of intermittent hemodialysis on buprenorphine and norbuprenorphine plasma concentrations in chronic pain patients treated with transdermal buprenorphine. Eur J Pain 10：743-748, 2006

4) Pergolizzi J et al：Current knowledge of buprenorphine and its unique pharmacological profile. Pain Pract 10：428-450, 2010

 5) Mercadante S et al：Is there a ceiling effect of transdermal buprenor-
    phine? Preliminary data in cancer patients. Support Care Cancer 15：
    441-444, 2007
 6) Ohtani M et al：Kinetics of respiratory depression in rats induced by
    buprenorphine and its metabolite, norbuprenorphine. J Pharmacol Exp
    Ther 281：428-433, 1997
 7) Dahan A et al：Buprenorphine induces ceiling in respiratory depression
    but not in analgesia. Br J Anaesth 96：627-632, 2006
 8) Griessinger N et al：Transdermal buprenorphine in clinical practice--a
    post-marketing surveillance study in 13,179 patients. Curr Med Res Opin
    21：1147-1156, 2005
 9) Boysen K et al：Buprenorphine antagonism of ventilatory depression fol-
    lowing fentanyl anaesthesia. Acta Anaesthesiol Scand 32：490-492, 1988
10) Koppert W et al：Different profiles of buprenorphine-induced analgesia
    and antihyperalgesia in a human pain model. Pain 118：15-22, 2005
11) Zaki PA et al：Ligand-induced changes in surface mu-opioid receptor
    number：relationship to G protein activation? J Pharmacol Exp Ther
    292：1127-1134, 2000
12) Sittl R et al：Changes in the prescribed daily doses of transdermal fentan-
    yl and transdermal buprenorphine during treatment of patients with can-
    cer and noncancer pain in Germany：results of a retrospective cohort
    study. Clin Ther 27：1022-1031, 2005
13) Madison CA et al：Buprenorphine：prospective novel therapy for depres-
    sion and PTSD. Psychol Med 50：881-893, 2020
14) Yovell Y et al：Ultra-low-dose buprenorphine as a time-limited treat-
    ment for severe suicidal ideation：A randomized controlled trial. Am J
    Psychiatry 173：491-498, 2016
15) Coplan PM et al：Comparison of abuse, suspected suicidal intent, and fatal-
    ities related to the 7-day buprenorphine transdermal patch versus other
    opioid analgesics in the national poison data system. Postgrad Med 129：
    55-61, 2017
16) Yee A et al：Clinical factors associated with sexual dysfunction among
    men in methadone maintenance treatment and buprenorphine mainte-
    nance treatment：a meta-analysis study. Int J Impot Res 26：161-166,
    2014
17) Sacerdote P：Opioids and the immune system. Palliat Med 20：s9-15, 2006
18) Lazaridou A et al：Is buprenorphine effective for chronic pain? A system-
    atic review and meta-analysis. Pain Med 21：3691-3699, 2020
19) Chen KY et al：Buprenorphine-naloxone therapy in pain management.
    Anesthesiology 120：1262-1274, 2014
20) Skaer TL：Dosing considerations with transdermal formulations of fentan-
    yl and buprenorphine for the treatment of cancer pain. J Pain Res 7：
    495-503, 2014
21) Likar R et al：Long-term management of chronic pain with transdermal
    buprenorphine：a multicenter, open-label, follow-up study in patients
    from three short-term clinical trials. Clin Ther 28：943-952, 2006

CQ2-4：モルヒネ塩酸塩とはどのようなオピオイド鎮痛薬か？

------------------------ Summary Statement ------------------------

　モルヒネは古くから臨床使用されており，エビデンスデータ，剤型，投与経路の豊富な強オピオイド鎮痛薬である．水溶性であるため，硬膜外腔や脊髄くも膜下腔に投与すると，脂肪に吸収されにくく，血中への移行も少ないため，強く長く鎮痛作用を発揮する．全身投与においても，代謝産物モルヒネ-6-グルクロニド（M6G）がモルヒネと同等の鎮痛作用を有し，代謝されずに尿中排泄されるため，作用時間が長い．腎機能障害では鎮痛作用，副作用ともに増強する．

モルヒネ-6-グルクロニド
M6G：morphine-6-glucuro-
nide

------------------------ 解　　説 ------------------------

　モルヒネは，19 世紀から激しい痛みに臨床使用されているオピオイド鎮痛薬で，エビデンスデータが豊富で，剤型と投与経路が多いのが特徴である．主に肝（他に脳や腎）でグルクロン酸抱合されて，45～55％は鎮痛作用のないモルヒネ-3-グルクロニド（M3G），10～15％はオピオイド活性のある M6G に変換される[1]．投与したモルヒネの 90％は尿中排泄されるが，モルヒネ未変化体の尿中排泄は約 10％である．M6G はモルヒネと同等の鎮痛作用を有し，代謝されずに尿中排泄されるため，作用時間が長い．また，モルヒネよりも呼吸抑制は軽度であり，悪心・嘔吐は 50～75％と弱い[2]．しかし，腎機能障害があると，M6G が蓄積し，鎮痛だけでなく副作用も遷延しやすい．蛋白結合率は 20～35％であるため，血漿蛋白濃度の変動に影響を受けにくい反面，血液透析でのオピオイド除去が多くなる．また，モルヒネは水溶性であるため，硬膜外腔や脊髄くも膜下腔に投与すると，脂肪に吸収され難く，血中への移行も少ないため，強く長く鎮痛作用を発揮する[3]．脂溶性オピオイドであるフェンタニルとの鎮痛力価比は，静注では 100：1 で，モルヒネ 10 mg とフェンタニル 0.1 mg が同等となるが，脊髄くも膜下投与では 1：1 程度となる[4]．

モルヒネ-3-グルクロニド
M3G：morphine-3-glucuro-
nide

　モルヒネの血中濃度を徐々に上げると，便秘，悪心，鎮痛，眠気，呼吸抑制の順に作用が表れる[5]．オキシコドンやフェンタニルよりも，各作用を出現させる血中濃度の差が大きいのがモルヒネである[5]．便秘を起こしてから鎮痛を得るまでに時間を要するが，眠気から呼吸抑制まで離れており，呼吸抑制の軽度から重症までも血中濃度に差があるので，調節性に優れると言える．痛みのない状態でモルヒネ投与を繰り返すと，痛覚過敏となり，痛み刺激に対するモルヒネの反応性が劣化，いわゆる耐性を獲得する[6,7]．不確かな痛みの出現を予測しての予防的投与は危険である．また，痛みが軽減してもモルヒネを減量せずに続けるとオピオイド鎮痛薬の依存が生じる[8]．また，痛み刺激は呼吸を賦活し，オピオイド鎮痛薬の呼吸抑制に拮抗するので，痛みが弱まれば呼吸抑制のリスクが高まる[9]．モルヒネは様々な剤型で投与経路を変えて投与できる．血中濃度の昇降の激しい静注，速放性製剤の頻用は，同力価の投与量でも依存形成しやすいので注意する[10]．

　モルヒネの非がん性慢性疼痛に対する有効性と忍容性がメタアナリシスで示されている[11]．モルヒネは，錠剤・カプセル（速放性製剤，徐放性製剤），細粒・

原末，内服液，注射剤，坐剤など種々の製剤があるが，非がん性慢性疼痛（激しい疼痛時における鎮痛）に保険適用があるのは，速放性製剤であるモルヒネ塩酸塩末および錠剤，注射剤のみである．注射剤の静注は痛覚過敏，依存，耐性，呼吸抑制の危険性が高いので使用は控える．注射剤の硬膜外投与，脊髄くも膜下投与は，極少量でも呼吸停止し得るため，専門家の指導と厳重な監視体制のもとで準備しなければならない．速放性製剤であるモルヒネ塩酸塩末および錠剤の生体内利用率は約30％で，10 mg を内服すると，30〜90分後に最高血中濃度（13 ng/mL）に達し，約2時間の半減期で減少する[1,2]．その後，M6G が遅れて出現し，血中濃度が上昇する．その半減期は4〜8時間であり，鎮痛作用の発現は20〜30分で，効果持続時間は3〜4時間以上となる．腎機能障害，グルクロン酸抱合を阻害する薬剤の併用では作用増強に注意する．5〜10 mg/回，15 mg/日で開始し，適宜増減するが，90 mg/日を超えないようにする．

参考文献

1) Sverrisdóttir E et al：A review of morphine and morphine-6-glucuronide's pharmacokinetic-pharmacodynamic relationships in experimental and clinical pain. Eur J Pharm Sci 74：45-62, 2015

2) van Dorp EL et al：Morphine-6-glucuronide：morphine's successor for postoperative pain relief? Anesth Analg 102：1789-1797, 2006

3) Bernards CM et al：Epidural, cerebrospinal fluid, and plasma pharmacokinetics of epidural opioids（part 1）：differences among opioids. Anesthesiology 99：455-465, 2003

4) Abram SE et al：Assessment of the potency and intrinsic activity of systemic versus intrathecal opioids in rats. Anesthesiology 87：127-134, 1997

5) Nakamura A et al：Distinct relations among plasma concentrations required for different pharmacological effects in oxycodone, morphine, and fentanyl. J Pain Palliat Care Pharmacother 25：318-334, 2011

6) Sahbaie P et al：Epigenetic regulation of spinal cord gene expression contributes to enhanced postoperative pain and analgesic tolerance subsequent to continuous opioid exposure. Mol Pain 12：1744806916641950, 2016

7) Hayhurst CJ et al：Differential opioid tolerance and opioid-induced hyperalgesia：A clinical reality. Anesthesiology 124：483-488, 2016

8) Suzuki T et al：Formalin- and carrageenan-induced inflammation attenuates place preferences produced by morphine, methamphetamine and cocaine. Life Sci 59：1667-1674, 1996

9) Borgbjerg MF et al：Experimental pain stimulates respiration and attenuates morphine-induced respiratory depression：a controlled study in human volunteers. Pain 64：123-128, 1996

10) Liu Y et al：Sensitization of the reinforcing effects of self-administered cocaine in rats：effects of dose and intravenous injection speed. Eur J Neurosci 22：195-200, 2005

11) Sommer C et al：Opioids for chronic non-cancer neuropathic pain. An updated systematic review and meta-analysis of efficacy, tolerability and safety in randomized placebo-controlled studies of at least 4 weeks duration. Eur J Pain 24：3-18, 2020

CQ2-5：フェンタニル貼付剤とはどのようなオピオイド鎮痛薬か？

------------------------ Summary Statement ------------------------

フェンタニルは脂溶性の強オピオイド鎮痛薬であり，水溶性のモルヒネよりも，鎮痛は速効性で強力である反面，鎮痛時間が短く，呼吸抑制が強い．貼付剤では安定した血中濃度と一定の鎮痛作用が得られやすい．ただし，血中濃度の上昇する発熱時の使用，副作用の増強するCYP3A4阻害薬や向精神薬との併用には注意が必要である．フェンタニル貼付剤は，先発の4製剤のみ非がん性慢性疼痛に保険適用があり，e-ラーニング受講で処方資格を得て，確認書の交付のもとに処方できる．

------------------------ 解　　説 ------------------------

フェンタニルは脂溶性の高い合成オピオイド鎮痛薬で，モルヒネの50〜100倍の鎮痛作用を有する[1]．経口投与では初回通過効果が高くて薬理作用を得られ難いため，非経口投与される[2]．静注，硬膜外，脊髄くも膜下投与では，水溶性オピオイドであるモルヒネよりも速効性である．貼付剤としての皮膚からの吸収も優れている（生体内利用率は約90%）．筋肉や脂肪組織に吸収（再分布）されるので，初期の血中半減期は短いが，再分布後は血漿中に戻り始めるので，半減期は3〜8時間と長くなる[3]．フェンタニルは肝でCYP3A4により，オピオイド活性のないノルフェンタニルに代謝される．未変化体の尿中排泄は10%未満である．蛋白結合率が80〜90%と高いため，血漿蛋白濃度の変動に薬効が影響されるが，血液透析で失われるフェンタニルは少ない[4]．

モルヒネが血中濃度の低い順から，便秘，悪心，鎮痛，眠気，呼吸抑制を発現させるのに対し，フェンタニルは各作用を発現させる血中濃度が近く，便秘の前に鎮痛が得られるなど，鎮痛は速やかで，より確実である[5]．しかし，鎮痛から呼吸抑制までも近く，呼吸抑制は血中濃度を上げると急峻に重症化する特性を持つ．ゆえに，フェンタニル静注の呼吸抑制のリスクは非常に高い．また，オピオイド鎮痛薬の静注は，鎮痛等力価の内服に比較して依存を形成しやすい[6]．フェンタニルの継続投与においては，血中濃度が緩徐に上昇し，昇降の少ない貼付剤を用いると，依存，耐性，痛覚過敏の予防になる可能性がある．オピオイド鎮痛薬の静注による過量投与，繰り返し投与は，炎症性サイトカインの産生を促進させるなど，痛覚過敏や痛みの増悪を招く[7]．

副作用で脱落する症例も多かったものの，神経障害性疼痛[8]，変形性関節症[9]に対するフェンタニル貼付剤の有効性がRCTで示されている．本邦では，麻薬指定のフェンタニル貼付剤で，非オピオイド鎮痛薬および弱オピオイド鎮痛薬で治療困難な中等度から強度の慢性疼痛における鎮痛に保険適用を有するものがある（フェントス®テープ，ワンデュロ®パッチ，デュロテップ® MTパッチ）．ただし，先行オピオイド鎮痛薬からの切り替えでのみ使用することができる．さらに，製剤のe-ラーニングを受講し，処方資格を得る必要があり，処方の際の確認書の交付をしなければならない．初回貼付用量は換算比（表3）から推定するが，患

無作為化比較試験，ランダム化比較試験
RCT : randomized controlled trial

表3　フェンタニル貼付剤の平均吸収速度とモルヒネ塩酸塩換算比（文献10～12より作成）

経口モルヒネ 塩酸塩 （mg/日）	フェントス® テープ （mg/日）	ワンデュロ® パッチ （mg/日）	デュロテップ® MTパッチ （mg/3日）	平均吸収速度 （µg/時）
30	1	0.84	2.1	12.5
60	2	1.7	4.2	25
90	3 （1+2）	2.54 （0.84+1.7）	6.3 （2.1+4.2）	37.5 （12.5+25）

表4　フェンタニル貼付剤の切り替え時の先行オピオイド鎮痛
　　　薬の開始方法（文献10～12より作成）

先行オピオイド鎮痛薬* の投与回数	フェンタニル貼付剤の開始方法
1日1回	先行薬投与12時間後に貼付開始
1日2～3回	先行薬投与と同時に貼付開始
1日4～6回	先行薬投与と同時に貼付開始 ＋4～6時間後に先行薬1回投与
持続投与	貼付開始6時間後まで先行薬持続

*経皮吸収型製剤を除く

者の体格や年齢，併用薬剤などを考慮して過量投与にならないように注意する[10~12]．コデインリン酸塩やトラマドール製剤からの切り替え，CYP2D6阻害薬の常用患者では，CYP2D6の活性（オピオイドへの変換）の低下に基づく過量投与になることがある．また，フェンタニルの代謝に関わるCYP3A4の阻害薬（フルボキサミン，クラリスロマイシンなど）で作用増強，誘導薬（カルバマゼピン，リファンピシンなど）で作用減弱がある．フェンタニル貼付剤の効果発現は12時間以上であるため，表4を参考とし[10~12]，先行オピオイド鎮痛薬の休薬のタイミングを計る．

　フェンタニル貼付剤には1日用と3日用がある．1日用は，入浴の際に剥がせるなどで便利であるが，含有量が少ないため，連日貼付でのフェンタニル血中濃度の上昇がより緩徐である．血中濃度は2日目に約40％，3日目に約70％，約5日目で定常状態になる．ゆえに，2日目での追加投与は危険なので禁止されている．定常状態までに時間を要するが，その後の血中濃度の変動が少ない[10]．一方，3日用貼付剤は，2日目の血中濃度が約75％となり，効果判定が可能である[12]．しかし，定常状態からの血中濃度の変動が大きく，「貼付2日目に高く，3日目に低い」を繰り返す．いずれの貼付剤においても，中止後の血中半減期は12時間以上であるので，他のオピオイド鎮痛薬にスイッチする際には留意する．また，貼付部位の皮膚温が上昇すると薬液吸収が増すので，熱湯風呂，長時間入浴，日光浴，局所加温は避ける．体温40℃でフェンタニル血中濃度が2倍になることもあるため，体温上昇には注意する[13]．なお，フェンタニルクエン酸塩注射液は激し

い痛みに対する鎮痛に保険適用があり，フェンタニル貼付剤による治療開始時の効果判定のために使用することができる．フェンタニル注射薬 0.1 mg を生理食塩水 50 mL に混注して 30 分かけて点滴すると，体重 50 kg の患者は，貼付剤 25 μg/時での最高血中濃度を一時的に経験する[14]．点滴と貼付開始 1 週間後の鎮痛作用および副作用が有意に正の相関を示すと報告されている．フェンタニル注射液は非がん性慢性疼痛に対して繰り返して使用することはしない．

参考文献

1) Kovar L et al：Physiologically-based pharmacokinetic（PBPK）modeling providing insights into fentanyl pharmacokinetics in adults and pediatric patients. Pharmaceutics 12：908, 2020

2) Schug SA et al：Fentanyl formulations in the management of pain：An update. Drugs 77：747-763, 2017

3) Mather LE：Clinical pharmacokinetics of fentanyl and its newer derivatives. Clin Pharmacokinet 8：422-446, 1983

4) Bista SR et al：Protein binding of fentanyl and its metabolite nor-fentanyl in human plasma, albumin and α-1 acid glycoprotein. Xenobiotica 45：207-212, 2015

5) Nakamura A et al：Distinct relations among plasma concentrations required for different pharmacological effects in oxycodone, morphine, and fentanyl. J Pain Palliat Care Pharmacother 25：318-334, 2011

6) Liu Y et al：Sensitization of the reinforcing effects of self-administered cocaine in rats：effects of dose and intravenous injection speed. Eur J Neurosci 22：195-200, 2005

7) Chang L et al：Increased hyperalgesia and proinflammatory cytokines in the spinal cord and dorsal root ganglion after surgery and/or fentanyl administration in rats. Anesth Analg 126：289-297, 2018

8) Arai T et al：Two placebo-controlled, randomized withdrawal studies to evaluate the fentanyl 1 day patch in opioid-naïve patients with chronic pain. Curr Med Res Opin 31：2207-2218, 2015

9) Allan L et al：Randomised crossover trial of transdermal fentanyl and sustained release oral morphine for treating chronic non-cancer pain. BMJ 322：1154-1158, 2001

10) 久光製薬株式会社，協和発酵キリン株式会社：フェントス® テープ 0.5 mg, 1 mg, 2 mg, 4 mg, 6 mg, 8 mg. 医薬品インタビューフォーム，2021

11) ヤンセンファーマ株式会社：ワンデュロ® パッチ 0.84 mg, 1.7 mg, 3.4 mg, 5 mg, 6.7 mg. 医薬品インタビューフォーム，2021

12) ヤンセンファーマ株式会社：デュロテップ® MT パッチ 2.1 mg, 4.2 mg, 8.4 mg, 12.6 mg, 16.8 mg. 医薬品インタビューフォーム，2021

13) Prodduturi S et al：Transdermal delivery of fentanyl from matrix and reservoir systems：effect of heat and compromised skin. J Pharm Sci 99：2357-2366, 2010

14) Hayashi N et al：Response to intravenous fentanyl infusion predicts subsequent response to transdermal fentanyl. J Anesth 30：238-243, 2016

CQ2-6：オキシコドン塩酸塩とはどのようなオピオイド鎮痛薬か？

---------------------- Summary Statement ----------------------

オキシコドンは水溶性の強オピオイド鎮痛薬である．鎮痛作用はモルヒネと同等であるが，生体内利用率が高いため，経口投与では 2/3 の用量で同等の鎮痛作用を得られる．主な代謝酵素は CYP3A4/5 と CYP2D6 であり，ノルオキシモルフォンなどの活性代謝物の作用時間は長い．未変化体の尿中排泄も比較的多く，モルヒネほどではないが，腎機能障害での作用増強には注意を要する．オキシコドン先発徐放性製剤（改変防止剤）は非がん性慢性疼痛に保険適用があり，e-ラーニング受講で処方資格を得て，確認書の交付のもとに処方できる．

---------------------- 解　説 ----------------------

オキシコドンはテバインから半合成された水溶性の高いオピオイド鎮痛薬である[1]．鎮痛作用はモルヒネと同等であるが，生体内利用率（50〜90%）が高いため，経口投与では，モルヒネよりも低用量で同等の鎮痛を得られる．オキシコドンは，蛋白結合率が約 45% であり，肝で CYP3A4/5 によりノルオキシコドン（約 45%），CYP2D6 によりオキシモルフォン（約 11%）に代謝される．また，ノルオキシコドンから CYP2D6 により，オキシモルフォンからは CYP2D6 と CYP3A4/5 により，ノルオキシモルフォンが産生される．未変化体の尿中排泄は 10〜19% である．オキシモルフォンは，オキシコドンの 10〜14 倍の力価を有するが，臨床的に無視できる量であり，血液脳関門を比較的通過し難い．ノルオキシコドンは活性が乏しい．ノルオキシモルフォンは，オキシモルフォンよりも低力価であるが，大量に産生される．他にも少量ではあるが，オキシコドンの 2〜3 倍の力価を有する代謝産物も確認されている．代謝産物の半減期は 6〜9 時間と長い．オキシコドンの鎮痛作用はオキシコドンと代謝産物によるが，腎機能障害において，モルヒネほどには作用は遷延しないと考えられている[2]．

オキシコドンを代謝する主な酵素は CYP3A4/5 と CYP2D6 である．CYP3A は，臨床で使用される全薬物の 50% 以上の代謝に関与する[1]．CYP3A 誘導薬（カルバマゼピン，リファンピシンなど）の併用は，低力価のノルオキシコドンへの変換を促進し，内服ではオキシコドンの生体内利用率を低下させて，オキシコドンの作用（鎮痛および副作用）を減弱させる[3]．反対に，CYP3A 阻害薬（フルボキサミン，クラリスロマイシンなど）の併用は，オキシコドンの代謝を遅延させ，CYP2D6 によるオキシモルフォン産生を促進し，作用を増強させる[4,5]．一方，CYP2D6 阻害薬の併用では，オキシモルフォンとノルオキシモルフォンが減少し，ノルオキシコドンが増加して，オキシコドンの作用が減弱する[4,5]．また，CYP2D6 の活性には個体差，人種差があり，活性の弱い順で，PM，IM，EM，UM に分類される（CQ2-1 参照）．日本人の CYP2D6 活性は低い傾向にあるものの，通常の 2 倍以上の活性を有する UM が 1% 程度存在する[6]．慢性腰痛症患者に対するオキシコドン投与において，鎮痛作用は PM および IM で弱く，UM で強いと報告されている[7]．健常ボランティアに対する痛み刺激のリサーチにおい

PM : poor metabolizers

IM : intermediate metabolizers

EM : extensive metabolizers

UM : ultrarapid metabolizers

表5　各種オキシコドン製剤の非がん性慢性疼痛の保険適用

製剤種類	非がん性慢性疼痛の保険適用
徐放性製剤	
乱用防止製剤	
オキシコンチン® TR 錠（改変防止剤）	あり
オキシコドン徐放錠 NX「第一三共」（拮抗薬含有剤）	なし
通常製剤	
オキシコドン徐放カプセル「テルモ」	なし
速放性製剤	
オキノーム® 散	なし
オキシコドン錠 NX「第一三共」	なし
オキシコドン内服液「日本臓器」	なし
注射剤	
オキファスト® 注	なし
オキシコドン注射液 10 mg「第一三共」	なし

ても，PM の鎮痛作用は EM の 1/20，UM は 1.5〜6 倍であった[5]．PM と EM で鎮痛作用に有意差がないとの報告もあり[8]，現在，PM または UM にもオキシコドンを使用することは推奨されている[1]．オキシコドンは，代謝酵素活性，併用薬物の影響を受けやすいオピオイド鎮痛薬と言える．オキシコドン常用の母親からの授乳で，CYP2D6 遺伝子型を問題視する新生児の中枢神経系抑制[9]，致死的呼吸抑制[10]，死亡[11]の報告がある．

　オキシコドンは，非がん性神経障害性疼痛（帯状疱疹後神経痛および有痛性糖尿病性神経障害）に対して有効であることがメタアナリシスで確認されている[12]．米国では乱用防止製剤として使用するようになり，乱用，過量投与，死亡が減少した[13]．本邦におけるオキシコドン徐放性製剤の乱用防止製剤（医療用麻薬）には，改変防止剤と拮抗薬含有剤の 2 種類がある．前者は硬くて粉々に砕けない，溶かすとゲル状になり，吸引や静注ができないもので，後者は服用すると，生体内利用率の低いナロキソンは鎮痛に影響しない少量のみが吸収されるが，砕いたり溶かしたりして吸引または静注すると，ナロキソンによる強い拮抗作用が働くものである．後者は，内服薬を噛み砕いて服用する習慣のある患者ではリスクが高い．本邦では，前者の改変防止剤（オキシコドン塩酸塩水和物徐放錠；オキシコンチン® TR 錠）のみが，非オピオイド鎮痛薬および弱オピオイド鎮痛薬で治療困難な中等度から強度の慢性疼痛における鎮痛に保険適用がある各種オキシコドン製剤の添付文書に記載されている．本邦における非がん性慢性疼痛に対する保険適用について表 5 に示す．拮抗薬含有徐放性製剤（オキシコドン徐放錠 NX「第一三共」），通常の徐放性製剤（オキシコドン徐放カプセル「テルモ」），速放性製剤，注射剤には保険適用はない．

　処方には，製剤の e-ラーニングを受講し，処方資格を得る必要があり，処方の際には確認書の交付をしなければならない．オキシコドン先発徐放性製剤（改変

防止剤）であるオキシコドン塩酸塩水和物徐放錠 10 mg を内服すると，約 3.5 時間後に最高血中濃度（約 10 ng/mL）に達し，約 5 時間の半減期で減少する[14]．非がん性慢性疼痛には，12 時間間隔の 2 回/日の定時内服とする．オピオイド鎮痛薬を使用していない患者では，10 mg/日で開始することが望ましい．先行オピオイド鎮痛薬があれば，鎮痛等力価換算表（「はじめに」表 A 参照）を参考にして適量を決定する．CYP3A 阻害薬併用，腎機能障害があれば，作用増強に注意しながら適宜増減して，60 mg/日は超えないようにする．

参考文献

1) Umukoro NN et al：Pharmacogenomics of oxycodone：a narrative literature review. Pharmacogenomics 22：275-290, 2021

2) Dean M：Opioids in renal failure and dialysis patients. J Pain Symptom Manage 28：497-504, 2004

3) Nieminen TH et al：Rifampin greatly reduces the plasma concentrations of intravenous and oral oxycodone. Anesthesiology 110：1371-1378, 2009

4) Samer CF et al：The effects of CYP2D6 and CYP3A activities on the pharmacokinetics of immediate release oxycodone. Br J Pharmacol 160：907-918, 2010

5) Samer CF et al：Genetic polymorphisms and drug interactions modulating CYP2D6 and CYP3A activities have a major effect on oxycodone analgesic efficacy and safety. Br J Pharmacol 160：919-930, 2010

6) Iwashima K et al：No association between CYP2D6 polymorphisms and personality trait in Japanese. Br J Clin Pharmacol 64：96-99, 2007

7) Dagostino C et al：CYP2D6 genotype can help to predict effectiveness and safety during opioid treatment for chronic low back pain：results from a retrospective study in an Italian cohort. Pharmgenomics Pers Med 11：179-191, 2018

8) Zwisler ST et al：Impact of the CYP2D6 genotype on post-operative intravenous oxycodone analgesia. Acta Anaesthesiol Scand 54：232-240, 2010

9) Lam J et al：Putative association of ABCB1 2677G＞T/A with oxycodone-induced central nervous system depression in breastfeeding mothers. Ther Drug Monit 35：466-472, 2013

10) Timm NL：Maternal use of oxycodone resulting in opioid intoxication in her breastfed neonate. J Pediatr 162：421-422, 2013

11) Levine B et al：Oxycodone intoxication in an infant：accidental or intentional exposure? J Forensic Sci 49：1358-1360, 2004

12) Gaskell H et al：Oxycodone for neuropathic pain in adults. Cochrane Database Syst Rev 7：CD010692, 2016

13) Sessler NE et al：Reductions in reported deaths following the introduction of extended-release oxycodone（OxyContin）with an abuse-deterrent formulation. Pharmacoepidemiol Drug Saf 23：1238-1246, 2014

14) シオノギファーマ株式会社，塩野義製薬株式会社，ムンディファーマ B. V.：オキシコンチン® TR 錠 5 mg，10 mg，20 mg，40 mg．医薬品インタビューフォーム，2023

Ⅲ．オピオイド鎮痛薬による治療

Ⅲ．オピオイド鎮痛薬による治療

CQ3-1：非がん性慢性疼痛に対してオピオイド鎮痛薬は有用か？

推奨：非がん性慢性疼痛の治療にはオピオイド鎮痛薬以外の多種鎮痛薬による薬物療法と非薬物療法の施行を優先し，痛みと身体機能に対する効果が利用リスクを上回ると判断される時のみオピオイド鎮痛薬を処方することを弱く推奨する．【2C】

-------------------- Summary Statement --------------------

　非がん性慢性疼痛の治療にはオピオイド鎮痛薬以外の多種鎮痛薬による薬物療法と非薬物療法の施行を優先し，オピオイド鎮痛薬は痛みと身体機能に対する効果が使用リスクを上回ると判断される時のみ処方されるべきである．その場合もオピオイド鎮痛薬以外の多種鎮痛薬による薬物療法と非薬物療法を適切に組み合わせることが重要である．

-------------------- 解　　説 --------------------

　近年，非がん性慢性疼痛に対するオピオイド鎮痛薬使用の安全性と効果に疑問がもたれるようになった．国によってオピオイド鎮痛薬の処方状況は様々であるが，欧米諸国ではオピオイド鎮痛薬の使用増加が問題視されておりオピオイドクライシスと呼ばれている．2014 年にウィスコンシンの Worker's Compensation Health Care Provider Advisory Committee は労働者の外傷に対するオピオイド鎮痛薬処方の増加を憂慮して，ガイドラインを作成した．痛みの原因評価，オピオイド鎮痛薬以外の多種鎮痛薬による薬物療法と非薬物療法，オピオイド鎮痛薬長期処方の患者基準などの項目からなり，90 日以上オピオイド鎮痛薬が必要な労災患者はガイドラインに従うか疼痛治療専門医に紹介すること，と書かれている[1]．その後，2016 年に米国疾病管理予防センター（CDC）から「非がん性慢性疼痛に対するオピオイド鎮痛薬処方に関するガイドライン」が作成されたのを機に，多くのガイドラインが作成された．いずれにおいても，非薬物療法と非オピオイド鎮痛薬による薬物療法の効果が不十分で，かつ，オピオイド鎮痛薬による有害事象のリスク以上の効果が期待できる場合に，オピオイド鎮痛薬の処方を行うこととされている[2~8]．現在オピオイドクライシスが起きている，アメリカ，カナダ，オーストラリアのガイドラインでも，クライシスが起きていないドイツのガイドライン[7]でもこのオピオイド鎮痛薬の扱いは同様である．オピオイド鎮痛薬開始時の疼痛強度は中等度以上とするガイドラインもある[5,6]．

　非がん性慢性疼痛に対するオピオイド鎮痛薬使用はがん患者に対するそれとは異なり，世界保健機関（WHO）の「WHO 方式がん疼痛治療法の三段階除痛（鎮痛）ラダー」[注1]は非がん性慢性疼痛には不適である．非がん性慢性疼痛には包括的，学際的治療が求められる．非オピオイド鎮痛薬治療の効果を検討した 271 の

米国疾病管理予防センター
CDC：Centers for Disease Control and Prevention

世界保健機関
WHO：World Health Organization

注1：「WHO がん性疼痛に関するガイドライン」の 2018 年改訂により WHO 方式三段階除痛（鎮痛）ラダーは本文から削除されたが，「三段階除痛ラダーは疼痛マネジメントにおける一つの目安である」とされ，ANNEX（付録）に残っている．

RCTを検討したところ，いくつかの非オピオイド鎮痛薬治療が非がん性慢性疼痛の軽減に有効であることが示されたが，質の高い研究はなく，臨床的に意義があるサンプルサイズではなかった．さらなる研究が必要である[9]．慢性（3ヵ月以上）神経障害性疼痛患者を対象としたRCT67のシステマティックレビューでは抗てんかん薬はRR：1.54（95％CI：1.45-1.63，NNT7），セロトニン・ノルアドレナリン再取り込み阻害薬（SNRI）はRR：1.45（95％CI：1.33-1.59，NNT7）で臨床的に有益であるというエビデンスが中等度であるのに対して，オピオイド鎮痛薬はRR：1.34（95％CI：1.19-1.57，NNT8）で臨床的に有益であるエビデンスは低い傾向にある[10]．非がん性神経障害性疼痛に対するオピオイド鎮痛薬と偽薬の効果を4週間以上比較した2013〜2019年の16研究，2,199人のRCTのメタアナリシスでは，ブプレノルフィン，モルヒネ，オキシコドン，トラマドール，タペンタドール[注2]では50％以上の疼痛緩和が得られ，オピオイド使用者の40.0％（236/590），偽薬投与者の21.5％（123/571）に50％以上の疼痛緩和が得られた（risk differences＝0.19（95％CI：0.13-0.25），NNT5（95％CI：4-8））．しかし，これらの薬剤が神経障害性疼痛に有用であるとするにはまだエビデンスは不十分である[11]．神経障害性疼痛に対する低用量の強オピオイド鎮痛薬使用は，他の薬物療法，トラマドール製剤，ニューロモデュレーションの後に位置している[12]．強オピオイド鎮痛薬を使用する前には侵襲の少ないインターベンショナル治療を検討すべきである[13]．

　非がん性慢性疼痛に対するオピオイド使用はエビデンスに乏しいため依然として争点である．変形性関節症のガイドラインはいくつかあるが，その多くで，オピオイドは非オピオイドと比較して利点は少なく，使用を推奨されていない．慢性関節炎への使用17論文7,695人のRCTのメタアナリシスでは，オピオイド鎮痛薬使用者の28.4％（411/4,965），偽薬使用25.5％（696/2,730）が4〜24週間で50％以上の疼痛緩和を得た（risk differences＝0.02，95％CI：0.00-0.05）と報告しており，オピオイド鎮痛薬の有効性は示されなかった[14]．

　既存のガイドラインでは高齢者，小児，併存症の有無による使用法は明確にされていない．高齢者では臓器機能低下，併存症，ポリファーマシーなどの理由によって治療はより困難となる．高齢者へのオピオイド鎮痛薬使用は中等度以上の痛み，身体機能障害，痛みのためQOLが妨げられている場合に推奨されている．使用する場合は最低用量から開始し，効果と忍容性を観察しながら用量設定を行い，十分なモニタリングを行うことが推奨されている[15]．慢性腎機能障害を有する高齢者にはアセトアミノフェン単独あるいはトラマドールとの併用が安全と考えられており，モルヒネとコデインは避けた方がよく，使用する場合は厳重な注意が必要である．トラマドール，オキシコドン（本邦ではオキシコンチン® TR錠のみ）は十分な患者観察のもとで使用する．フェンタニル貼付剤（本邦では先発品のみ），ブプレノルフィン貼付剤は透析を必要としない腎機能障害の高齢者では比較的安全に使用できる[16]．痛みのあるがん患者200人を後ろ向きに検討したところ，非がん性慢性疼痛を有する人は67人（34％）であった．67人中33人（49％）がオピオイド鎮痛薬を処方されていた．がん患者における非がん性慢性疼

無作為化比較試験，ランダム化比較試験
RCT：randomized controlled trial

セロトニン・ノルアドレナリン再取り込み阻害薬
SNRI：serotonin-noradrenaline reuptake inhibitor

治療必要数
NNT：number needed to treat
望ましい治療効果の患者を1人得るために必要な人数．

注2：タペンタドールは本邦において非がん性慢性疼痛には保険適用外．

生活の質
QOL：quality of life

痛治療のガイドラインも必要である[17].

参考文献

1) Vasudevan SV：Opioid use for treatment of chronic pain：An overview and treatment guideline for injured workers responses. WMJ 116：61-63, 2017

2) Dowell D et al：CDC clinical practice guideline for prescribing opioids for pain—United States, 2022. MMWR Recomm Rep 71：1-95, 2022

3) Häuser W et al：European* clinical practice recommendations on opioids for chronic noncancer pain—part 1：Role of opioids in the management of chronic noncancer pain. Eur J Pain 25：949-968, 2021

4) Kim ED et al：Guidelines for prescribing opioids for chronic non-cancer pain in Korea. Korean J Pain 30：18-33, 2017

5) Lara-Solares A et al：Latin-American guidelines for opioid use in chronic nononcologic pain. Pain Manag 7：207-215, 2017

6) Manchikanti L et al：Responsible, safe, and effective prescription of opioids for chronic non-cancer pain：American Society of Interventional Pain Physicians（ASIPP）guidelines. Pain Physician 20：S3-S92, 2017

7) Petzke F et al：Long-term opioid therapy for chronic noncancer pain：second update of the German guidelines. Pain Rep 5：e840, 2020

8) Busse JW et al：Guideline for opioid therapy and chronic noncancer pain. CMAJ 189：E659-E666, 2017

9) Nicol AL et al：Alternatives to opioids in the pharmacologic management of chronic pain syndromes：A narrative review of randomized, controlled, and blinded clinical trials. Anesth Analg 125：1682-1703, 2017

10) Falk J et al：PEER systematic review of randomized controlled trials：Management of chronic neuropathic pain in primary care. Can Fam Physician 67：e130-e140, 2021

11) Sommer C et al：Opioids for chronic non-cancer neuropathic pain. An updated systematic review and meta-analysis of efficacy, tolerability and safety in randomized placebo-controlled studies of at least 4 weeks duration. Eur J Pain 24：3-18, 2020

12) Bates D et al：A comprehensive algorithm for management of neuropathic pain. Pain Med 20：S2-S12, 2019

13) Yang J et al：The modified WHO analgesic ladder：Is it appropriate for chronic non-cancer pain? J Pain Res 13：411-417, 2020

14) Welsch P et al：Opioids for chronic osteoarthritis pain：An updated systematic review and meta-analysis of efficacy, tolerability and safety in randomized placebo-controlled studies of at least 4 weeks double-blind duration. Eur J Pain 24：685-703, 2020

15) Guerriero F：Guidance on opioids prescribing for the management of persistent non-cancer pain in older adults. World J Clin Cases 5：73-81, 2017

16) Dolati S et al：The role of opioids in pain management in elderly patients with chronic kidney disease：A review article. Anesth Pain Med 10：e105754, 2020

17) Hui D et al：Chronic non-malignant pain in patients with cancer seen at a timely outpatient palliative care clinic. Cancers（Basel）12：214, 2020

CQ3-2：どのような非がん性慢性疼痛患者にオピオイド鎮痛薬は有用か？

推奨：非がん性慢性疼痛で，現在または過去に物質使用障害がなく，他の活動性の精神疾患がない患者で，最適なオピオイド鎮痛薬以外の薬物療法にもかかわらず問題のある痛みが持続している場合には，オピオイド鎮痛薬のトライアルを行うことを弱く推奨する．【2B】

------------------------- Summary Statement -------------------------

非がん性慢性疼痛に対してオピオイド鎮痛薬を使用する場合は，オピオイド鎮痛薬単独ではなく非薬物療法やオピオイド鎮痛薬以外の薬物療法と組み合わせたマルチモーダル鎮痛を行うべきである．

------------------------- 解　　説 -------------------------

多くのガイドラインで非がん性慢性疼痛に対してオピオイド鎮痛薬を使用する場合は，オピオイド鎮痛薬単独ではなく非薬物療法や非オピオイド鎮痛薬を用いた薬物療法と組み合わせることが推奨されている[1~3]．ドイツの非がん性慢性疼痛に対する長期オピオイド鎮痛薬使用ガイドラインではオピオイド鎮痛薬は単独で使用すべきではなく，自助，理学療法，患者教育を含む心理療法，生活様式の変更などを併用することを強く推奨している[2]．23 研究のシステマティックレビューによれば，代替療法を含む総合的治療はオピオイド鎮痛薬を減薬可能であった[4]．また，長期使用者には心理社会的介入をすべきという意見もある[5]．オピオイド鎮痛薬誤使用のリスクがある 30 人を心理社会的介入群と介入なし群に分けた RCT では，両群で痛みの程度は変わらなかった（$\beta = 0.22$ 95%CI：-0.24-0.66，$p = 0.35$）が，介入群では pain interference（$\beta = 3.32$ 95%CI：0.01-6.65，$p = 0.05$），pain catastrophizing（$\beta = 2.74$ 95%CI：0.49-4.99，$p = 0.02$）が有意に低かった[6]．

非がん性慢性疼痛に対するオピオイド鎮痛薬使用はエビデンスに乏しいため依然として争点である．オピオイド鎮痛薬は特定の痛みを有する患者に有効であることは間違いないが，適切なモニタリングとマルチモーダル鎮痛が必要である[7]．

無作為化比較試験, ランダム化比較試験
RCT : randomized controlled trial

参考文献

1) Dowell D et al：CDC clinical practice guideline for prescribing opioids for pain—United States, 2022. MMWR Recomm Rep 71：1-95, 2022
2) Petzke F et al：Long-term opioid therapy for chronic noncancer pain：second update of the German guidelines. Pain Rep 5：e840, 2020
3) Busse JW et al：Guideline for opioid therapy and chronic noncancer pain. CMAJ 189：E659-E666, 2017
4) Hassan S et al：Does integrative medicine reduce prescribed opioid use for chronic pain? A systematic literature Review. Pain Med 21：836-859, 2020
5) Hruschak V et al：Psychosocial interventions for chronic pain and comorbid prescription opioid use disorders：A narrative review of the litera-

　　　ture. J Opioid Manag 14：345-358, 2018
6）Hruschak V et al：Integrated Psychosocial Group Treatment：A randomized pilot trial of a harm reduction and preventive approach for patients with chronic pain at risk of opioid misuse. Pain Med 22：2007-2018, 2021
7）Genova A et al：Chronic non-cancer pain management and addiction：A review. Cureus 12：e6963, 2020

> **CQ3-3：非がん性慢性疼痛に対するオピオイド鎮痛薬による治療の目的は？**

------------------------ Summary Statement ------------------------

　非がん性慢性疼痛のオピオイド鎮痛薬による治療の目的は，有害事象によって患者の QOL の悪化をきたすことなく痛みを緩和し，痛みのために低下していた QOL を改善することである．オピオイド鎮痛薬投与前に疼痛緩和の目標を設定し，医療者と患者間で共有すべきである．

------------------------ 解　　説 ------------------------

生活の質
QOL：quality of life

　非がん性慢性疼痛のオピオイド鎮痛薬による治療の目的は，がん性疼痛の患者への使用とは異なる．オピオイド鎮痛薬による治療の対象となる非がん性慢性疼痛患者の多くは，生死に直結しない状態であり，その治療目的は QOL の改善である．しかし，オピオイド鎮痛薬の適切な投与期間は不確かで，投与が比較的長期に及ぶ可能性があることに加え，オピオイド鎮痛薬による治療の継続にあたっては，多くの副作用に直面する可能性が高い．その副作用は，悪心，便秘，眠気など，他の鎮痛効果を持つ薬物と類似するものから，高用量あるいは長期使用に伴うオピオイド鎮痛薬誘発性の腸機能障害，性腺機能障害，痛覚過敏，オピオイド鎮痛薬の使用障害（乱用，ケミカルコーピング，身体依存および精神依存等）など幅広く，非がん性慢性疼痛に特徴的なものも多い[1]．したがって，非がん性慢性疼痛のオピオイド鎮痛薬による治療においては，患者に関わるすべての医療者ならびに患者本人が，オピオイド鎮痛薬を用いる治療目的について熟知する必要がある．治療目標は実現可能な疼痛緩和と身体機能の改善レベルとする[2~4]．

オピオイド鎮痛薬の使用障害
OUD：opioid use disorder
重大なオピオイド関連の問題にも関わらず，患者がそのオピオイドを使用し続けていることを示唆する認知的，行動的，および生理学的症状.

ケミカルコーピング
chemical coping
処方箋医薬品を本来の使用目的とは異なった用途で不適切使用すること．ケミカルコーピングの継続は薬物の耐性形成を早め，服用量を増やし，薬物依存へ移行する可能性がある.

　非がん性慢性疼痛においても，オピオイド鎮痛薬を用いる治療目的は痛みの緩和であるが，最終的な目標は非がん性慢性疼痛によって失われた何らかの日常生活を取り戻すこと，すなわち QOL の改善である．非がん性慢性疼痛に対するオピオイド鎮痛薬による治療のこれまでの臨床報告からは，オピオイド鎮痛薬は痛みを緩和するのみならず，食欲，睡眠，楽しみ，仕事など，様々な QOL を改善することが明らかにされている．その一方で，治療の方向性を誤ると，オピオイド鎮痛薬が患者の QOL を低下させてしまうこともしばしばみられる．特に痛みの緩和を追及し過ぎてオピオイド鎮痛薬が高用量になった際に，オピオイド鎮痛薬による弊害が顕著になることが多い．したがって，非がん性慢性疼痛に対するオピオイド鎮痛薬の処方に関しては，非がん性慢性疼痛治療に精通した経験豊富な医師が行い，処方を受ける患者は一定の基準を満たした患者に限定されるべきである．

　オピオイド鎮痛薬による治療目的は，有害事象によって患者の QOL の悪化を
きたすことなく痛みを緩和し，痛みのために低下していた QOL を改善すること
であると，様々なガイドラインで示されている[4~6)]．具体的には，痛みのコント
ロール，身体機能と日常活動の回復，セルフマネジメントの増強と補助具使用の
減少，職場復帰，家族や社会との関係改善，睡眠と心理面の改善，QOL 全体の改
善である[6)]．オピオイド鎮痛薬はその使用によるリスクを上回る効果が得られた
場合のみ継続されるべきであり，効果が得られなかった場合に，どのように使用
を中止するかも投与開始前に決めておく必要がある[2,3)]．

参考文献

1) Lee TH：Zero pain is not the goal. JAMA 315：1575-1577, 2016
2) Dowell D et al：CDC clinical practice guideline for prescribing opioids for
   pain—United States, 2022. MMWR Recomm Rep 71：1-95, 2022
3) Hooten WM：Opioid management：Initiating, monitoring, and tapering.
   Phys Med Rehabil Clin N Am 31：265-277, 2020
4) Kim ED et al：Guidelines for prescribing opioids for chronic non-cancer
   pain in Korea. Korean J Pain 30：18-33, 2017
5) Lara-Solares A et al：Latin-American guidelines for opioid use in chron-
   ic nononcologic pain. Pain Manag 7：207-215, 2017
6) Cheung CW et al：Opioid therapy for chronic non-cancer pain：guidelines
   for Hong Kong. Hong Kong Med J 22：496-505, 2016

CQ3-4：本邦において非がん性慢性疼痛患者に処方可能な
**　　　　オピオイド鎮痛薬は？**

-------------------- **Summary Statement** --------------------

　本邦で非がん性慢性疼痛患者に処方可能なオピオイド鎮痛薬は，トラマドー
ル，コデインリン酸塩，ブプレノルフィン貼付剤，速放性製剤のモルヒネ塩酸塩
末および錠剤，アヘン，ペチジン，先発のフェンタニル貼付剤，オキシコドン先
発徐放性製剤（改変防止剤）であり，一部の製剤に制限されている．「医薬品，医
療機器等の品質，有効性及び安全性の確保等に関する法律（以下，薬機法）[注3]」
と，これに基づいて規制された各薬物の添付文書に記載されている内容を遵守し
なければならない．

-------------------- **解　　説** --------------------

　本邦では「薬機法」により，薬物の承認にあたって施行された臨床治験の対象
によって，添付文書上の効能・効果が定められている．すべての医療用医薬品の
添付文書には効能・効果が記されており，これに従った薬物の適正処方が義務づ
けてられている．オピオイド鎮痛薬も例外ではなく，非がん性慢性疼痛の治療で
は，処方可能なオピオイド鎮痛薬は限られている．特にがん性疼痛に使用可能な
オピオイド鎮痛薬と，非がん性慢性疼痛に使用可能なオピオイド鎮痛薬につい
て，適切に理解して使い分ける必要がある．本邦では，「薬機法」と「麻薬及び向

注3：「薬機法」とは，「医薬
品，医療機器等の品質，有効
性及び安全性の確保等に関す
る法律」．2014 年に従来の
「薬事法」が改正され，名称が
変更された．

表6　各種オピオイド鎮痛薬の「非がん性慢性疼痛の適応」と「規制区分」

	薬品名	剤型	非がん性慢性疼痛の適応	規制区分
弱オピオイド鎮痛薬	トラマドール	トラマドール速放錠	あり	—
		トラマドール徐放錠	あり	—
		トラマドール速放部付徐放錠	あり	—
		トラマドール/アセトアミノフェン合剤	あり	—
	ブプレノルフィン	坐剤	なし	向精神薬
		貼付剤	あり	向精神薬
	ペンタゾシン	錠	なし	向精神薬
	コデイン	1%［w/w］（散，錠）	あり	—
		10%［w/w］（散）	あり	麻薬
強オピオイド鎮痛薬	モルヒネ	錠，原末	あり	麻薬
		坐剤，内服液剤	なし	麻薬
		徐放剤すべて	なし	麻薬
	オキシコドン	錠，内服液剤，散剤	なし	麻薬
		徐放剤	TR錠のみ	麻薬
	フェンタニル	3日用経皮吸収型製剤	先発品のみ	麻薬
		1日用経皮吸収型製剤	先発品のみ	麻薬
		口腔粘膜吸収製剤，舌下錠	なし	麻薬

精神薬取締法」の2つの規制により，オピオイド鎮痛薬の不適切使用と社会での氾濫が抑えられているとの見解がある[1]．

　表6に各種オピオイド鎮痛薬の「薬機法」，「麻薬及び向精神薬取締法」上の分類（規制区分）と添付文書上の適応の有無を示す．

　表7に本邦で使用可能な各種オピオイドの添付文書に記載された効能・効果を示す．オキシコドン塩酸塩，フェンタニル貼付剤に関しては，現時点でオキシコンチン® TR錠・デュロテップ® MT パッチ・ワンデュロ® パッチ・フェントス® テープの4製剤のみに非がん性慢性疼痛への適応が承認されている．これらの後発品やレスキュー用製剤は，がん性疼痛には使用可能であっても，非がん性慢性疼痛に対する使用は承認されていないため注意が必要である．

　添付文書上，効能・効果が非がん性慢性疼痛の一部の疾患に限られている薬物も存在する．例えば，ブプレノルフィン貼付剤は，添付文書上の効能・効果は「慢性腰痛症」と「変形性関節症」に限られているため処方にあたってはこれを遵守しなければならない．

参考文献
　1) Greberman SB et al：Social and legal factors related to drug abuse in the

表7 本邦で非がん性慢性疼痛に使用可能な各種オピオイドの添付文書に記された非がん性疼痛に対する効能・効果

薬品名	商品名	非がん性疼痛に対する効能・効果
トラマドール速放錠	トラマール® OD 錠	非オピオイド鎮痛薬で治療困難な慢性疼痛における鎮痛
トラマドール徐放錠	ワントラム® 錠	非オピオイド鎮痛薬で治療困難な慢性疼痛における鎮痛
トラマドール速放部付徐放錠	ツートラム® 錠	非オピオイド鎮痛薬で治療困難な慢性疼痛における鎮痛
トラマドール/アセトアミノフェン配合錠	トラムセット®	非オピオイド鎮痛薬で治療困難な非がん性慢性疼痛，抜歯後の疼痛における鎮痛
ブプレノルフィン貼付剤	ノルスパン® テープ	非オピオイド鎮痛薬で治療困難な変形性関節症，腰痛症に伴う慢性疼痛における鎮痛
コデインリン酸塩	コデインリン酸塩錠・散	疼痛時における鎮痛
モルヒネ塩酸塩	モルヒネ塩酸塩錠・末	激しい疼痛時における鎮痛・鎮静
フェンタニル貼付剤	デュロテップ® MT パッチ ワンデュロ® パッチ フェントス® テープ	非オピオイド鎮痛薬および弱オピオイド鎮痛薬で治療困難な中等度から高度の慢性疼痛における鎮痛
オキシコドン徐放錠	オキシコンチン® TR 錠	非オピオイド鎮痛薬または他のオピオイド鎮痛薬で治療困難な中等度から高度の慢性疼痛における鎮痛

United States and Japan. Public Health Rep 109：731-737, 1994

CQ3-5：非がん性慢性疼痛に対してどのようなオピオイド鎮痛薬の製剤・剤型が適しているか？

---------------------- Summary Statement ----------------------

非がん性慢性疼痛におけるオピオイド鎮痛薬による治療開始時には，予期せぬ過量投与のリスクを避けるためにトラマドールなどの速放性弱オピオイド鎮痛薬の使用を検討する．一方，治療継続時にはオピオイド鎮痛薬の使用障害の危険性が低い製剤や剤型を選択するべきである．

---------------------- 解　　説 ----------------------

　まず，処方にあたっては，国内で非がん性慢性疼痛に保険適用のあるオピオイド鎮痛薬を使用しなければならない．

　海外では，オピオイド鎮痛薬の開始時に徐放性・長時間作用性オピオイド鎮痛

オピオイド鎮痛薬の使用障害
OUD：opioid use disorder
重大なオピオイド関連の問題にも関わらず，患者がそのオピオイドを使用し続けていることを示唆する認知的，行動的，および生理学的症状．

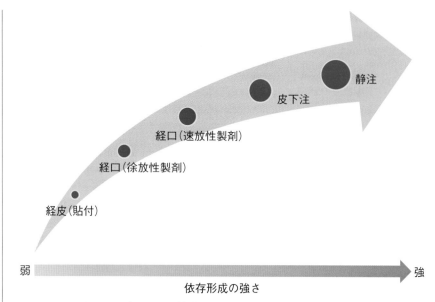

静注

皮下注

経口（速放性製剤）

経口（徐放性製剤）

経皮（貼付）

弱   強

依存形成の強さ

図2　オピオイドの精神依存の形成と剤型の関連について

薬を使用すると，効果発現を待てず，または効果が乏しいと誤解し，早期の追加投与から過量摂取死を招くことが問題になっている[1]．また，開始初期の悪心や眠気も長引くことが予想される．オピオイドナイーブに対しては，速放性・短時間作用性オピオイド鎮痛薬で忍容性を確認することを検討する．ただし，非がん性慢性疼痛に適応のある速放性製剤であるモルヒネ塩酸塩やコデインリン酸塩は，長期使用，高用量使用によるオピオイド鎮痛薬の使用障害の発生に注意を要する[2,3]．速放性弱オピオイド鎮痛薬のトラマドールでの開始が比較的安全と考えられる．一方，徐放性・長時間作用性オピオイド鎮痛薬は，血中濃度の急な上昇と下降がなく，オピオイド鎮痛薬の使用障害（乱用，ケミカルコーピング，精神依存）を引き起こす危険性が比較的低いとされる．本邦では，オキシコドン先発徐放性製剤（改変防止剤）やブプレノルフィン貼付剤をオピオイドナイーブに開始できる．これらの開始時には，速放性製剤の併用を避け，オピオイド鎮痛薬の過量投与に注意する．

　一般的には，吸収が速やかで，血中濃度の上昇が速やかな製剤であるほど依存形成が強い（図2）．経口剤においては，速放性製剤のほうが乱用に好まれることが指摘されている．オピオイド鎮痛薬の継続においては，貼付剤などの徐放性製剤がより安全であると考えられる．また，経口困難や誤嚥性肺炎のリスクの高い患者にも貼付剤の利点がある．ただし，帯状疱疹後神経痛のような持続痛には貼付剤はふさわしいが，活動時のみ強い痛みを有する運動器慢性疼痛などではオピオイド鎮痛薬の持続投与（貼付剤）はふさわしくないとする専門家の意見もある[4]．患者背景と痛みのエピソード，製剤の薬物動態を考慮し，それぞれの患者に適した製剤・剤型を選択するのが望ましい．

ケミカルコーピング
chemical coping
処方箋医薬品を本来の使用目的とは異なった用途で不適切使用すること．ケミカルコーピングの継続は薬物の耐性形成を早め，服用量を増やし，薬物依存へ移行する可能性がある．

参考文献
1) Dowell D et al：CDC clinical practice guideline for prescribing opioids for pain—United States, 2022. MMWR Recomm Rep 71：1-95, 2022
2) Iwanicki JL et al：Abuse and diversion of immediate release opioid analgesics as compared to extended release formulations in the United States. PLoS One 11：e0167499, 2016
3) Finnerup NB et al：Pharmacotherapy for neuropathic pain in adults：a systematic review and meta-analysis. Lancet Neurol 14：162-173, 2015
4) Krčevski Škvarč N et al：European clinical practice recommendations on opioids for chronic noncancer pain—part 2：Special situations. Eur J Pain 25：969-985, 2021

> **CQ3-6**：非がん性慢性疼痛に対するオピオイド鎮痛薬による治療が適応となる症例（条件）は？

------------------------- **Summary Statement** -------------------------

　非がん性慢性疼痛に対するオピオイド鎮痛薬による治療は，患者にとって痛みと ADL に対する効果がリスクを上回る場合のみ考慮すべきである．

日常生活動作
ADL：activities of daily living

------------------------- **解　　説** -------------------------

　非がん性慢性疼痛患者の痛み軽減および機能改善のためには，運動療法や認知行動療法などの非薬物療法は積極的に使用されるべきである．例えば，プライマリケアにおいても患者が自分の治療計画に積極的に参加するよう促し，患者が運動を行うように支援することは重要である．これらの非薬物療法に加え，患者の病態や生活様式を考慮して神経ブロックやオピオイド鎮痛薬以外の薬物療法の併用を検討する．

　本邦においては，現在「ペインクリニック治療指針 改訂第7版」や「神経障害性疼痛薬物療法ガイドライン 改訂第2版」「インターベンショナル痛み治療ガイドライン」などの痛み治療の指針，ガイドラインが公開されている．これらのガイドラインに沿った治療を行った後に，本ガイドラインを参考として，非がん性慢性疼痛に対するオピオイド鎮痛薬による治療を考慮・検討する．

　オピオイド鎮痛薬が第一選択薬の候補となる病態は進行性のがん性疼痛や生命を脅かす有痛疾患であり，それ以外の非がん性慢性疼痛に対しては，オピオイド鎮痛薬は第一選択薬ではない．オピオイド鎮痛薬の長期的な効果に対するエビデンスは現時点では不確実であり，深刻な害（オピオイド鎮痛薬の依存・乱用・死亡）をもたらす可能性がある．非オピオイド鎮痛薬による治療の長期的な利益に関するエビデンスも限られているが，オピオイド鎮痛薬と比較するとリスクは低いものが多い[1]．

　オピオイド鎮痛薬の使用開始を検討する症例が，非薬物療法および非オピオイド鎮痛薬による薬物療法がすべて無効である必要はない．臨床的背景に応じて期待される利益をリスクと比較検討したうえで非薬物療法や他の薬物療法と併用してオピオイド鎮痛薬による治療を開始すべきである．

疾患に関する適応という点においては，痛みの持続に器質的要因が関与している非がん性慢性疼痛症例のほぼすべてがオピオイド鎮痛薬による治療の対象となる．非がん性慢性疼痛では，侵害受容性疼痛，神経障害性疼痛がともに，オピオイド鎮痛薬によって一定の痛みの緩和が得られることは広く認められており，多くのガイドラインにおいてもオピオイド鎮痛薬が選択肢の一つとして記載されている[2]．しかしながら非がん性慢性疼痛においては，心理社会的要因が大きく影響している場合も多い．オピオイド鎮痛薬による治療は，痛みの器質的要因（侵害受容性疼痛，神経障害性疼痛）が，心理社会的要因を上回る場合にのみ適応されるべきである．

参考文献

1) Dowell D et al：CDC guideline for prescribing opioids for chronic pain--United States, 2016. JAMA 315：1624-1645, 2016
2) O'Brien T et al：European Pain Federation position paper on appropriate opioid use in chronic pain management. Eur J Pain 21：3-19, 2017

> **CQ3-7：オピオイド鎮痛薬による治療を避けるべき非がん性慢性疼痛患者の特徴は？**

------------------------ Summary Statement ------------------------

オピオイド鎮痛薬による"治療を避けるべき"（あるいは，"治療に慎重を要する"）非がん性慢性疼痛患者の特徴として，以下のものが挙げられる．①物質使用障害（アルコール中毒，違法薬物の乱用・過量摂取，など），②精神疾患（うつ病，不安障害，など）/ベンゾジアゼピン系薬物の服用，③高齢（65歳以上），④妊婦，⑤睡眠時無呼吸症候群（中等度～重度），⑥腎，あるいは肝機能不全．

------------------------ 解　　説 ------------------------

オピオイド鎮痛薬の使用障害
OUD：opioid use disorder
重大なオピオイド関連の問題にもかかわらず，患者がそのオピオイドを使用し続けていることを示唆する認知的，行動的，および生理学的症状．

非がん性慢性疼痛患者に対するオピオイド鎮痛薬について，処方する医師はその有効性ばかりでなく，有害性や誤用についても十分注意しなければならない．特にオピオイド鎮痛薬の使用障害については，過量摂取による死亡との関連性が以前より指摘されてきた[1]．診断上，痛みについて器質的要因の関与が明らかであっても，物質使用障害，ならびに精神疾患の既往を有する患者に対しては，オピオイド鎮痛薬による治療を推奨しない．アルコールや違法薬物の乱用はオピオイド鎮痛薬の使用障害を生じる最も強い予測因子とされている[2]．また現在，精神疾患の治療が継続中の患者に対してもオピオイド鎮痛薬の投与を推奨しない．非がん性慢性疼痛患者に対するオピオイド鎮痛薬の使用は常にうつ病発症のリスクを伴うものであり[3]，逆にうつ病の既往がオピオイド鎮痛薬の誤用発生率を高めるという報告もある[4]．抗不安薬であるベンゾジアゼピン系薬物とオピオイド鎮痛薬は薬物動態・薬力学的に複雑に相互作用し，臨床上のオピオイド鎮痛薬の過量摂取に伴う死亡にも関与する[5]と考えられ，二剤の併用は推奨されない．

　高齢者に処方する場合は，薬物クリアランスの低下によるオピオイドの体内蓄積，ならびに認知機能低下によるオピオイド鎮痛薬の誤用等の理由により，患者の教育から厳重なモニタリングに至るまでリスクを軽減するための医師による介入が大前提となる[6]．妊娠中に使用されるオピオイド鎮痛薬は，母親と胎児の両方にリスクをもたらす可能性があり，死産，胎児発育不良，早産，および先天性欠損症との関連性を示唆する報告もある[6]．中等度〜重度の睡眠時無呼吸症候群患者にはオピオイド鎮痛薬の過量摂取による呼吸抑制のリスクが高まることを認識する必要がある[6]．

参考文献

1) Hedegaard H et al：Drug overdose deaths in the United States, 1999-2020. https://www.cdc.gov/nchs/data/databriefs/db428.pdf（2024 年 2 月閲覧）
2) Turk DC et al：Predicting opioid misuse by chronic pain patients：a systematic review and literature synthesis. Clin J Pain 24：497-508, 2008
3) Scherrer JF et al：Prescription opioid duration, dose, and increased risk of depression in 3 large patient populations. Ann Fam Med 14：54-62, 2016
4) Grattan A et al：Depression and prescription opioid misuse among chronic opioid therapy recipients with no history of substance abuse. Ann Fam Med 10：304-311, 2012
5) Jann M et al：Benzodiazepines：a major component in unintentional prescription drug overdoses with opioid analgesics. J Pharm Pract 27：5-16, 2014
6) Dowell D et al：CDC guideline for prescribing opioids for chronic pain-- United States, 2016. JAMA 315：1624-1645, 2016

CQ3-8：突然増強する非がん性慢性疼痛に対するオピオイド鎮痛薬の使用をどのように考えるか？

------------------ Summary Statement ------------------

非がん性慢性疼痛患者に発生する突然増強する痛み[注4]に対し，安易にオピオイド鎮痛薬を使用すべきではない．また，オピオイド鎮痛薬による治療中にレスキューとしてオピオイド鎮痛薬を使用することは，使用総量の増加や乱用につながる可能性が高く，推奨されない．痛みの評価を行い，非オピオイド鎮痛薬の他，非薬物療法によるセルフマネジメントを勧める．

------------------ 解　　説 ------------------

　非がん性慢性疼痛の診療において，突然増強する痛み[注4]への対応に苦慮することは稀ではない．慢性腰痛患者の38%が突然増強する痛みを経験するとの報告[1]がある．予後が数ヵ月未満のがん性疼痛患者の場合には速やかに症状を緩和することを目的として速放性オピオイド鎮痛薬をレスキューとして使用するが，非がん性慢性疼痛患者の治療では速やかな痛みの消失を目的としないため同様の使用方法を適用すべきではない．

注4：がん性疼痛でみられる突出痛とは，「持続痛が緩和されているにもかかわらず出現する，自発痛，または，予測可能あるいは不可能な要因による一過性の痛みの増強」と表現されている．一方，非がん性慢性疼痛では，同様の一過性の痛みの増強がみられるが，がん性疼痛とは痛みの管理が異なり，がん性疼痛で使用されている突出痛の表現を使用することには混乱をきたす可能性があり，「突然増強する痛み」と表現することが望ましい．

非がん性慢性疼痛患者に発生する突然増強する痛み[注4]に対して，オピオイド鎮痛薬の頓用や，オピオイド徐放性製剤使用中の速放性製剤併用に関してのエビデンスは十分でなく，海外のガイドラインにおいても推奨度は明確にされていない．速放性オピオイド鎮痛薬は，血中濃度の急激な上昇によって速やかに満足感が得られるため，乱用やケミカルコーピングが起こりやすく，依存につながるリスクが高い．また，オピオイド鎮痛薬の乱用者では徐放性製剤に比べて速放性製剤の使用を好む傾向がある[2]．なお欧州疼痛学会（EFIC）は非がん性慢性疼痛患者の突然増強する痛みに対して超短時間作用型オピオイド鎮痛薬のイーフェン®バッカル錠をレスキューとして使用すべきではないとしている（本邦では非がん性慢性疼痛には適応がない）[3]．非がん性慢性疼痛における突然増強する痛みの対処には痛みの頻度，期間，強さ，性状，誘因などを評価し予防，予測に努め，行動変容，運動療法，インターベンショナル治療，非ステロイド性抗炎症薬の追加や教育などを組み合わせて対処する[4]．

ケミカルコーピング
chemical coping
処方箋医薬品を本来の使用目的とは異なった用途で不適切使用すること．ケミカルコーピングの継続は薬物の耐性形成を早め，服用量を増やし，薬物依存へ移行する可能性がある．

欧州疼痛学会
EFIC：The European Federation of IASP® Chapters

参考文献

1) Torres LM et al：Prevalence and characterization of breakthrough pain associated with chronic low back pain in the south of Spain：A cross-sectional, multicenter, observational study. Pain Res Treat 2018：4325271, 2018
2) Cicero TJ et al：Relative preferences in the abuse of immediate-release versus extended-release opioids in a sample of treatment-seeking opioid abusers. Pharmacoepidemiol Drug Saf 26：56-62, 2017
3) Krčevski Škvarč N et al：European clinical practice recommendations on opioids for chronic noncancer pain—part 2：Special situations. Eur J Pain 25：969-985, 2021
4) Manchikanti L et al：Breakthrough pain in chronic non-cancer pain：fact, fiction, or abuse. pain physician 14：E103-117, 2011

CQ3-9：非がん性慢性疼痛に対するオピオイドスイッチングは有用か？

推奨：オピオイド鎮痛薬を使用している非がん性慢性疼痛患者において，十分な対策を行っているにもかかわらず問題となる副作用が継続する場合や，適切な増量を行っても目標とするレベルの鎮痛効果が得られない場合には，現在使用しているオピオイド鎮痛薬を継続するよりも，他のオピオイド鎮痛薬へ変更することを弱く推奨する．【2C】

-------------------- Summary Statement --------------------

オピオイドスイッチングとは，オピオイド鎮痛薬の副作用により継続投与ができない時や，鎮痛効果が不十分な時に，投与中のオピオイド鎮痛薬から他のオピオイド鎮痛薬に変更することをいう．

表 8　本邦で非がん性慢性疼痛に使用可能なオピオイド鎮痛薬の等力価換算表（「はじめに」表 A 再掲）

経口モルヒネ塩酸塩 (mg/日)	経口トラマドール (mg/日)	経口コデインリン酸塩 (mg/日)	オキシコンチン® TR 錠 (mg/日)	ノルスパン®テープ (mg/7 日)	フェントス®テープ (mg/日)	ワンデュロ®パッチ (mg/日)	デュロテップ®MT パッチ (mg/3 日)
30	150	180	20	20	1	0.84	2.1
60	300		40		2	1.7	4.2
90			60		3 (1+2)	2.54 (0.84+1.7)	6.3 (2.1+4.2)

------------------------ 解　　説 ------------------------

　オピオイド鎮痛薬を使用している非がん性慢性疼痛患者において，十分な対策を行っているにもかかわらず問題となる副作用が継続する場合や，適切な増量を行っても目標とするレベルの鎮痛効果が得られない場合には，現在使用しているオピオイド鎮痛薬を継続するよりも，他のオピオイド鎮痛薬への変更を検討する．また，その際には腎機能など患者の全身状態や薬物相互作用のある薬剤の使用状況などを考慮する必要がある．オピオイドスイッチングについて米国疾病管理予防センター（CDC）のガイドライン[1]では十分なエビデンス（質の高い研究）がないとして推奨の記載がないが欧州疼痛学会[2]，カナダ[3]，韓国[4]のガイドラインでは推奨されている．

　オピオイドスイッチングの方法は，表 8 の等力価換算表を参考に先行のオピオイド鎮痛薬の 1 日用量の 50～75％の用量から開始するが，オピオイド鎮痛薬に対する反応性には個人差があるため変更時には継続的に効果と副作用の評価を行って用量を調整する．

米国疾病管理予防センター
CDC：Centers for Disease Control and Prevention

参考文献

1) Dowell D et al：CDC guideline for prescribing opioids for chronic pain--United States, 2016. JAMA 315：1624-1645, 2016
2) Häuser W et al：European* clinical practice recommendations on opioids for chronic noncancer pain—part 1：Role of opioids in the management of chronic noncancer pain. Eur J Pain 25：949-968, 2021
3) Busse JW et al：Guideline for opioid therapy and chronic noncancer pain. CMAJ 189：E659-E666, 2017
4) Kim ED et al：Guidelines for prescribing opioids for chronic non-cancer pain in Korea. Korean J Pain 30：18-33, 2017

Ⅳ. オピオイド鎮痛薬による治療の開始

CQ4-1： オピオイド鎮痛薬による治療を開始する際に必要な
　　　　患者評価は？

CQ4-2： オピオイド鎮痛薬による治療を開始する際に
　　　　確認しなければならないことは？

CQ4-3： オピオイド鎮痛薬による適切な治療を行うにあたり，
　　　　書面による説明・同意は有用か？

CQ4-4： オピオイド鎮痛薬の最適な投与開始量とは？

CQ4-5： オピオイド鎮痛薬の至適用量（適切な用量調節と投与量）
　　　　の決定をどのように行うか？

CQ4-6： オピオイド鎮痛薬治療中の適切な通院間隔は？

CQ4-7： オピオイド鎮痛薬の投与量はどれくらいが最適か？

CQ4-8： オピオイド鎮痛薬は治療期間を設定して使用を制限すべきか？

Ⅳ． オピオイド鎮痛薬による治療の開始

CQ4-1：オピオイド鎮痛薬による治療を開始する際に必要な患者評価は？

------------------------- Summary Statement -------------------------

　オピオイド鎮痛薬による治療を開始する際には，注意深い問診・診察によって依存・乱用のリスクの高い患者を除外することが最も重要である．また，治療開始後にも，定期的にオピオイド鎮痛薬の厳重な使用管理が必要であるため，医師の指導が守れない患者や認知機能が極度に低下し服薬アドヒアランスが不良な患者は治療対象外である．

　痛みの持続に心理社会的要因が大きく関わっていることが推測される患者，精神疾患を有する患者には，オピオイド鎮痛薬による治療は控える．

----------------------- 解　　説 -----------------------

　非がん性慢性疼痛に対するオピオイド鎮痛薬による治療は，長期に及ぶ可能性があるため，患者選択が最も重要となる．オピオイド鎮痛薬による治療についての説明を患者に行う以前に，オピオイド鎮痛薬処方にふさわしい患者かどうか包括的に患者を診察・評価しなければならない．特に，精神疾患やアルコールを含めた物質使用障害の既往の有無，持続する痛みの心理社会的要因などについて，評価する必要がある．アルコールに関しては，依存と呼ぶべき重篤度に達していなくても，習慣飲酒者も十分にリスクとなり得る．

　非がん性慢性疼痛では緊急に痛みの緩和を必要とする病態は少ない．非がん性疼痛は病態別に大きく侵害受容性疼痛，神経障害性疼痛，痛覚変調性疼痛の3つに分類される．侵害受容性疼痛，神経障害性疼痛ともに，オピオイド鎮痛薬によって一定の痛みの緩和が得られることは広く認められており，多くのガイドラインにおいてもオピオイド鎮痛薬が選択肢の一つとして記載されている[1]．器質的要因の関与が明確でない場合には，オピオイド鎮痛薬による治療の適応とはなりにくい．さらに，器質的要因が明らかであっても，痛みの持続に心理社会的要因の関与が推測される場合には，オピオイド鎮痛薬による治療の適否は慎重に検討するべきである．内因性オピオイドとオピオイド受容体系は，ヒトの認知，精神情動の起伏，性格，気分などをコントロールしており，心理社会的要因を持つ者はオピオイド鎮痛薬の使用障害を生じる危険性が高く，その評価は長期間を要することが多い．非がん性慢性疼痛に対するオピオイド鎮痛薬による治療が検討された患者では，既存の各種心理テスト，問診票を用いて評価する．もし，オピオイド鎮痛薬による治療中に心理社会的要因が痛みの強さや継続に影響していると判断された場合には，オピオイド鎮痛薬による治療の中止の検討もしくは精神科医等の診察を仰ぐことが望ましい．

　米国疾病管理予防センター（CDC）がまとめた「非がん性慢性疼痛に対するオピオイド鎮痛薬の処方に関するガイドライン」を参考に，本邦でオピオイド鎮痛

オピオイド鎮痛薬の使用障害
OUD：opioid use disorder
重大なオピオイド関連の問題にも関わらず，患者がそのオピオイドを使用し続けていることを示唆する認知的，行動的，および生理学的症状．

米国疾病管理予防センター
CDC：Centers for Disease Control and Prevention

薬による治療を開始するにあたって必要な患者評価を下記に記載する[2]．

・痛み，身体機能の評価に加えて，情緒的側面や社会的側面など包括的に評価する．

・痛みが身体機能，ADL や QOL へ与えている影響を評価し，それらがオピオイド鎮痛薬によって改善を示す可能性があるかどうか評価する．

・うつ病，不安神経症，その他の心理的合併症が痛みの改善の妨げとなっていないかどうか評価する．

・認知機能の限界が（特に高齢者において）オピオイド鎮痛薬の管理を妨げる恐れがないかどうかを評価する．もしそうであれば，介護者が責任を持って薬物療法を共同管理できるかどうかを検討する．

・オピオイド鎮痛薬の過量摂取のリスクを高める要因として，過量摂取の既往，物質使用障害の既往，ベンゾジアゼピン系薬物の同時使用歴などを確認する．

・うつ病やその他の精神疾患に対する治療が適切になされているかどうかを評価し，必要に応じて専門家に相談する．

・腎不全または肝不全のある患者や 65 歳以上の患者は，短い間隔で状態を診察し，リスクを最小限に抑えるために，十分な注意のもと定期的に評価する．

日常生活動作
ADL : activities of daily living

生活の質
QOL : quality of life

参考文献

1）O'Brien T et al : European Pain Federation position paper on appropriate opioid use in chronic pain management. Eur J Pain 21 : 3-19, 2017
2）Dowell D et al : CDC guideline for prescribing opioids for chronic pain-- United States, 2016. JAMA 315 : 1624-1645, 2016

CQ4-2：オピオイド鎮痛薬による治療を開始する際に確認しなければ ならないことは？

------------------------- Summary Statement -------------------------

非がん性慢性疼痛に対してオピオイド鎮痛薬を使用する目的は，速やかに痛みを消失させることではなく，痛みの緩和によって QOL や ADL を改善することであり，その治療目標をはっきりと認識する必要がある．また，この認識は，医療者-患者間において確実に共有されなければならない．

------------------------- 解　説 -------------------------

非がん性慢性疼痛の治療では，薬物療法，インターベンショナル治療，運動療法，心理療法などを併用した多角的なアプローチが必要である．オピオイド鎮痛薬による治療は，他に有効な治療手段がない場合に選択される．非がん性慢性疼痛は術後痛やがん性疼痛とは異なり，患者の多くは生死に直結しない状態であり，その治療目標は，痛みの緩和によって QOL や ADL を改善することであり，オピオイド鎮痛薬を使用開始する際もこの目標を再度確認することが大切である．

非がん性慢性疼痛におけるオピオイド鎮痛薬による治療の特徴として，その投

与期間は数週間～数年間と不確かであり，比較的長期に及ぶ可能性があるため，オピオイド鎮痛薬による治療継続に伴う副作用に直面する可能性が高い．副作用には，悪心，便秘，眠気，高用量長期使用に伴うオピオイド鎮痛薬誘発性の腸機能障害，性腺機能障害，痛覚過敏，オピオイド鎮痛薬の使用障害と幅広い．これらの副作用は患者の QOL 低下につながる．オピオイド鎮痛薬を処方開始する際には，オピオイド鎮痛薬の特性を説明し，理解・同意を得る必要がある．

欧州疼痛学会（EFIC）は，オピオイド鎮痛薬開始のためのガイドラインで，患者ごとに許容される最大疼痛スコア目標および趣味の再開や職場復帰などの機能・活動の回復目標を治療開始前に患者と話し合うことを推奨している[1]．

米国の非がん性慢性疼痛に対するオピオイド治療ガイドラインでは，医師と患者が共通の治療目標を設定することを支持しており[2]，米国疾病管理予防センター（CDC）やカリフォルニア州医師会等の最近のガイドラインでは，ほとんどの場合において，その治療目標として痛みの強さを減らすことを第一目標とすべきでないと勧告し，その代わりに痛みによる機能障害を減らし，オピオイド鎮痛薬によるリスクを最小限に抑えることを優先目標として推奨している[3,4]．また，患者の痛みと機能の改善に関しては，その 30％ の改善が臨床的に意味を持つと定め，痛みが残存していてもその機能の改善を目指せることを患者に教育することも重要な事項として挙げ，患者ごとの機能改善目標に向けた進捗状況を定期的に確認・評価することが大切であるとしている[3,4]．患者が痛みの軽減を優先する一方で，医師が機能改善や副作用リスク軽減のためにオピオイド鎮痛薬の減量を優先すると，両者間における意見の食い違いや誤解を生じる可能性があるため，十分な信頼関係の構築と，治療目標の設定とその同意が必要となる．2014 年ドイツの「非がん性慢性疼痛に対する長期オピオイド鎮痛薬使用ガイドライン」によると，非がん性慢性疼痛患者に対する治療において，オピオイド鎮痛薬開始前の確認事項として，薬物の選択にあたってはオピオイド鎮痛薬以外の薬物などを考慮することや，オピオイド鎮痛薬による治療を単独の治療法とはせず，他の治療法も併用し，治療目標は患者と相談しながら決定し，口頭もしくは文書でインフォームド・コンセントをとることなどを推奨している．EFIC は，非がん性慢性疼痛に対するオピオイド鎮痛薬の使用について，下記の勧告を発表しており，加盟各国のガイドラインにも反映されている[5]．

・目的は痛みの原因を究明し症状緩和を図ることである．
・他に有効な痛みの緩和手段が見つからない場合に考慮する．
・目標は痛みを緩和することと QOL を改善することである．
・処方医は患者の心理社会的要因を熟知する必要がある．
・徐放性のオピオイド製剤を規則正しく投与する．
・オピオイド鎮痛薬による治療期間中は，QOL の改善について常に評価する．
・治療に関する同意書（契約書）を作成する（中止の可能性についても明記する）．
・オピオイド鎮痛薬による治療は，今後も長く続ける治療とは考えない．

以上のことを患者と確認し，医療者と患者の間で共有する必要がある．

　オピオイド鎮痛薬による治療が開始されたのであれば，定期的に診察し，痛み

オピオイド鎮痛薬の使用障害
OUD : opioid use disorder
重大なオピオイド関連の問題にも関わらず，患者がそのオピオイドを使用し続けていることを示唆する認知的，行動的，および生理学的症状．

欧州疼痛学会
EFIC : The European Federation of IASP® Chapters

米国疾病管理予防センター
CDC : Centers for Disease Control and Prevention

の程度だけではなく，QOL，ADL の変化を観察する．副作用およびオピオイド鎮痛薬の不適切使用がないかどうかも随時確認し，オピオイド鎮痛薬による治療が適切であるか評価する．

　痛みや生活の動作改善を患者と一緒に確認できるツールとしては，痛みの程度や痛みにより障害されている気分や行動に関する評価スケールである簡易疼痛質問票（BPI）や，包括的な QOL 評価尺度である健康関連 QOL 評価質問表（SF-36）などの使用が有用である．

簡易疼痛質問票
BPI：brief pain inventory

健康関連 QOL 評価質問表
SF-36：36-item short-form health survey

参考文献

1) O'Brien T et al：European Pain Federation position paper on appropriate opioid use in chronic pain management. Eur J Pain 21：3-19, 2017
2) Chou R et al：Clinical guidelines for the use of chronic opioid therapy in chronic noncancer pain. J Pain 10：113-130, 2009
3) Dowell D et al：CDC guideline for prescribing opioids for chronic pain--United States, 2016. JAMA 315：1624-1645, 2016
4) Ballantyne JC et al：Intensity of chronic pain--The wrong metric? N Engl J Med 373：2098-2099, 2015
5) Kalso E et al：Recommendations for using opioids in chronic non-cancer pain. Eur J Pain 7：381-386, 2003

> **CQ4-3**：オピオイド鎮痛薬による適切な治療を行うにあたり，書面による
> 　　　　説明・同意は有用か？

推奨：治療同意書は，オピオイド鎮痛薬の使用に関するインフォームド・コンセントのプロセスを構築し，患者と医師双方の期待を明確にし，エンドポイント，目標，治療が良好に進まなかった時の戦略など，オピオイド鎮痛薬の治療の性質について明確にするうえで有用であると考えられるため，弱く推奨する．【2D】

------------------------ **Summary Statement** ------------------------

　オピオイド鎮痛薬による治療は漫然と開始されるべきではない．特に，強オピオイド鎮痛薬に関しては治療に伴うリスク，医療者・患者の責任と遵守事項，治療目標の理解かつ共有を明確にした説明と同意が必要である．トラマドールなどの弱オピオイド鎮痛薬のみを用いた治療開始にあたっては，説明・同意書の作成は必須ではないが，説明と同意に関する考え方に関しては強オピオイド鎮痛薬の使用時に準じる．

------------------------ **解　　説** ------------------------

　オピオイド鎮痛薬を適正使用するために，オピオイド鎮痛薬による治療は同意に基づいて行われるべきである．この同意はオピオイド鎮痛薬の処方開始に際して患者に遵守事項の理解を促すことを目的とする．ドイツの「非がん性慢性疼痛に対する長期オピオイド鎮痛薬使用ガイドライン」によれば，オピオイド鎮痛薬

の導入時に口頭または文書でインフォームド・コンセントを行った旨を記録する必要があり，また，その際には，普段から運転するかどうかや，オピオイド鎮痛薬に関する就労上の考慮事項を，患者本人のみならず，可能であれば患者の家族や関係者なども含めて話し合う必要がある[1]．また，カナダの「非がん性慢性疼痛に対するオピオイド鎮痛薬ガイドライン 2017」[2]は，ガイダンスステートメントのリストに，4 研究[3~6]を元にしたシステマティックレビューの結果，非がん性慢性疼痛に対する長期間の治療を開始する前に，公式な同意書を作成することによるオピオイド鎮痛薬の不適切使用に対する効果に関するエビデンスレベルはとても低く，限定的な効果であるという記載に留めているものの，同意書がインフォームド・コンセントのツールとして有用である旨を述べている．

　本邦においてオピオイド鎮痛薬による治療に関する統一した説明・同意書の書式は存在しないが，オピオイド鎮痛薬を適正に使用するために，説明・同意書の作成が望ましい[2]．表9[7]に説明・同意書の一例を示した．あくまで一例であり，同意書の内容は各施設の事情を鑑みて，適宜変更して使用が可能である．説明・同意書の文言および口頭での説明内容は，表10[7]に記載した，説明・同意書作成時の説明に必要な要素【確認事項】を含むべきである．

強オピオイド鎮痛薬の確認書と同意書の違い：本邦で流通するオピオイド鎮痛薬は「薬機法」[注1]および「麻薬及び向精神薬取締法」を根拠に，3種類（処方箋医薬品，向精神薬，医療用麻薬）に区分される，このうち医療用麻薬は「麻薬及び向精神薬取締法」で「麻薬」に規定される．麻薬である強オピオイド鎮痛薬を非がん性慢性疼痛の治療に使用する場合，「確認書」による適正使用のための流通管理体制がとられている．この確認書による医療用麻薬の流通管理体制は，製造販売業者に対して義務付けられる「適正な流通管理の実施」に該当し，医師が強オピオイド鎮痛薬の製造販売業者が提供する e-ラーニングを受講することで，確認書の交付資格が得られる．処方医師と患者双方の署名がある確認書が麻薬処方箋に添えられていないと，薬剤師は強オピオイド鎮痛薬を調剤することができない（薬剤師法第21条及び薬機法施行規則により薬剤師が調剤を拒む正当な理由に該当する）．確認書の内容は表9，10[7]と重複する内容もあるが，確認書はあくまで製造販売業者に対する義務として発行されるものであり，医師と患者の間の診療契約とは区別され，非がん性慢性疼痛に対するオピオイド鎮痛薬治療についての同意書は別途作成することが望ましい．

注1：「薬機法」とは，「医薬品，医療機器等の品質，有効性及び安全性の確保等に関する法律」．2014 年に従来の「薬事法」が改正され，名称が変更された．

表9 「非がん性慢性疼痛に対するオピオイド処方に関する同意書」の例文（文献7より改変）

非がん性慢性疼痛に対するオピオイド鎮痛薬（医療用麻薬）の処方に関する同意書

　私は，担当医師が，＿＿＿＿＿＿＿＿＿＿＿（疾患名）の治療のためにオピオイド鎮痛薬（医療用麻薬）を処方することに同意します．

　私に処方されるオピオイド鎮痛薬＿＿＿＿＿＿＿＿＿（薬剤名）は，「麻薬及び向精神薬取締法」で使用を規制されているため，処方にあたっては以下に定められた点を必ず守ることを誓約します．

【担当医師への正確な情報開示】
＊私は，担当医師が正しく安全にオピオイド鎮痛薬を処方するために，必ず下記の情報を嘘偽りなく開示します．
　1）市販薬を含め，私自身が現在服用しているすべての薬物の名前と服薬状況を開示します．
　2）私もしくは家族が，アルコールまたは物質への依存症になったことがある場合はそのことを開示します．
　3）私自身が過去または現在，精神疾患の治療を受けている場合，そのことを開示します．
　4）現在，私自身が交通事故や労災などに関連する問題を抱えている場合，医師の処方内容に影響する可能性があるため，そのことを開示します．
　5）私自身が妊娠もしくはその可能性がある場合，授乳を行っている場合，オピオイド鎮痛薬の作用が胎児や乳児に影響することがあるため，そのことを開示します．

【オピオイド鎮痛薬に伴う副作用とリスクに対する理解と遵守事項】
＊私は，処方される医療用麻薬に以下のような副作用が起こる可能性があることを理解しました．また，以下の副作用による危険を避ける，あるいは副作用を起こさないための対策も理解し，実行します．
○副作用の例
　吐き気・嘔吐，便秘，眠気，依存，呼吸抑制，耐性などを生じる可能性があること
　依　存：オピオイド鎮痛薬の服用を止めることが困難になること
　呼吸抑制：オピオイド鎮痛薬を服用することによって，呼吸が浅く速くなり，呼吸をしにくくなること
　耐　性：これまでと同じ量を使用していても，痛み止めの効果を十分に感じられなくなること
○副作用による危険を避ける，あるいは副作用を起こさないための対策
　オピオイド鎮痛薬の使用による眠気や集中力低下を感じた場合には，車の運転や危険な作業は行いません．また，このような症状は，オピオイド鎮痛薬の使用を開始したとき，用量を増したとき，中枢神経系に影響のある他の薬物を服用，またはアルコールを使用したときに強くなることを理解します．

【オピオイド鎮痛薬の入手および保管方法に関する遵守事項】
＊私は，下記に定められたことを必ず守り，正しくオピオイド鎮痛薬を入手および管理します．
　1）オピオイド鎮痛薬を私の担当医師から，あるいは担当医師が不在中は代理の医師からのみ入手します．担当医師の知らない間に，担当医師以外の医師，または歯科医師にオピオイド鎮痛薬に対する処方箋を求めません．
　2）処方されたオピオイド鎮痛薬を家族や友人を含む他の者と共有，または有償無償を問わず譲渡しません．
　3）処方されたオピオイド鎮痛薬を紛失や盗難を避けて厳重に管理します．万が一紛失や盗難が生じた場合は，速やかに私のオピオイド鎮痛薬を交付した医療機関や薬局に届けます．

【オピオイド鎮痛薬を用いた治療方針に関する合意】
＊私は，下記に定められたことを必ず守り，正しくオピオイド鎮痛薬を服用します．
　1）私は，担当医師により決められた量を正しく服用し，勝手に増量または減量しません．
　2）私は，オピオイド鎮痛薬の服用量，痛みおよび副作用の状況を正確に記録し，担当医師に開示します．
　3）私は，オピオイド鎮痛薬とともにアルコールを過剰に摂取しません．
　4）私は，担当医師の判断でオピオイド鎮痛薬の服用を中止する場合，それに従います．また，減量や中止にあたっては担当医師の指示に従い，減量さらには中止します．

日　付：　　　　　年　　　　月　　　　　日
担当医師署名　　　　　　　　　　　　　　患者署名

表10　同意書作成時の説明に必要な要素（確認事項）（文献7より改変）

【オピオイド鎮痛薬を用いた治療方針に関する遵守事項】

非がん性の慢性疼痛の治療のためのオピオイド鎮痛薬の開始にあたっては，以下の確認事項について患者に説明し，同意書を作成する．
　1）オピオイド鎮痛薬を使用した治療の最終的な目的は鎮痛そのものではなく，生活の質（QOL）の改善である．
　2）オピオイド治療の目的を明らかにし，理解する．
　3）使用するオピオイド鎮痛薬の種類の決定，使用開始，用量調節，中止などの決定は医師が行い，患者本人による使用法の変更は認められない．
　4）オピオイド鎮痛薬処方によって様々な副作用の出現が考えられる．
　5）オピオイド鎮痛薬の使用中は医師が設定した定期的な診療を受ける．
　6）同時に複数の医療施設でオピオイド鎮痛薬の処方を受けない．
　7）オピオイド鎮痛薬の処方は，今後，生きている限り継続される治療ではない．
　8）オピオイド鎮痛薬を他人には絶対に譲渡しない．
　9）不要となった未使用の医療用麻薬は，交付を受けた医療機関や薬局に速やかに持参する．

参考文献

1）Häuser W et al：Long-term opioid use in non-cancer pain. Dtsch Arztebl Int 111：732-740, 2014
2）Busse J et al：Appendix 1（as supplied by the authors）：The 2017 Canadian guideline for opioids for chronic non-cancer pain. https://www.cmaj.ca/content/suppl/2017/05/03/189.18.E659.DC1/170363-guide-1-at-updated.pdf（2024 年 2 月閲覧）
3）Katz NP et al：Behavioral monitoring and urine toxicology testing in patients receiving long-term opioid therapy. Anesth analg 97：1097-1102, 2003
4）Krebs EE et al：Primary care monitoring of long-term opioid therapy among veterans with chronic pain. Pain Med 12：740-746, 2011
5）Lange A et al：Variability in opioid prescription monitoring and evidence of aberrant medication taking behaviors in urban safety-net clinics. Pain 156：335-340, 2015
6）Sekhon R et al：Compliance with opioid treatment guidelines for chronic non-cancer pain（CNCP）in primary care at a Veterans Affairs Medical Center（VAMC）. Pain Med 14：1548-1556, 2013
7）日本ペインクリニック学会非がん性慢性疼痛に対するオピオイド鎮痛薬処方ガイドライン作成ワーキンググループ 編：非がん性慢性疼痛に対するオピオイド鎮痛薬処方ガイドライン 改訂第 2 版，真興交易医書出版部，38-39，2017

CQ4-4：オピオイド鎮痛薬の最適な投与開始量とは？

------------------------ **Summary Statement** ------------------------

オピオイド鎮痛薬の使用開始（導入）は，少量から開始し，可能な限り少量の処方に止める．

------------------------ **解　　説** ------------------------

非がん性慢性疼痛におけるオピオイド鎮痛薬による治療の目的は，速やかに痛みを消失させることではない[1]．ADL，QOL の改善のために増量が必要な場合は，有害事象を確認しながら少量から時間をかけて漸増し，処方量は可能な限り少量に止める[1]．

日常生活動作
ADL：activities of daily living

生活の質
QOL：quality of life

参考文献

1）日本ペインクリニック学会非がん性慢性疼痛に対するオピオイド鎮痛薬処方ガイドライン作成ワーキンググループ 編：非がん性慢性疼痛に対するオピオイド鎮痛薬処方ガイドライン 改訂第 2 版，真興交易医書出版部，2017

CQ4-5：オピオイド鎮痛薬の至適用量（適切な用量調節と投与量）の決定を
　　　　どのように行うか？

------------------------- Summary Statement -------------------------

　非がん性慢性疼痛に対するオピオイド鎮痛薬の至適用量は，痛みの程度や日常
生活支障度などの臨床的評価，その他の状況に応じて個別調整が必要である．

----------------------- 解　　説 -----------------------

　非がん性慢性疼痛に対するオピオイド鎮痛薬の至適用量は，痛みの程度や日常
生活支障度などの臨床的評価，その他の状況に応じて個別に調整される必要があ
る．日本や各国のオピオイド鎮痛薬使用ガイドライン等を参考に，オピオイド鎮
痛薬の至適用量に関して以下のような指針を示す[1~5]．

1. 患者の痛みや機能障害の程度，以前に試みられた治療法，およびオピオイド
   鎮痛薬を使用するにあたって潜在的な危険因子を評価し，個々の患者に合
   わせた治療計画を立てる．
2. 初回投与量は，痛みの程度に応じて患者をアセスメントのうえ決定し，最小
   限の有効投与量にとどめる．
3. その後の投与量は，患者を定期的にモニタリングし，痛みの程度や日常生活
   支障度の改善，副作用，患者の反応などを考慮しながら慎重に投与量を調整
   する．
4. オピオイド鎮痛薬の効果がみられない場合や副作用が出た場合は，可能な限
   り早期に中止する必要がある．
5. 長期使用においては，不適切使用や中毒などのリスクがあるため，患者のア
   セスメントを定期的に行い，投与量の個別調整や中止判断の検討を行う必
   要がある．
6. 高齢者や腎機能障害のある患者では，ごく低用量から開始し，とりわけ注意
   深く投与量を調整する必要がある．

　カナダのオピオイド鎮痛薬ガイドライン（Canadian Guideline for Safe and
Effective Use of Opioids for Chronic Non-Cancer Pain）には初回投与量について
具体的な記述がなされており，モルヒネ換算で1日当たり50 mg未満にするとい
う目安が示されている[3]．

　本邦においては，非がん性慢性疼痛に対するオピオイド鎮痛薬の使用量の初回
投与量は公式に示されていない．最大量については，モルヒネ換算で1日当たり
60 mg以下を推奨し，上限を90 mgとしている．

参考文献
1) 日本ペインクリニック学会非がん性慢性疼痛に対するオピオイド鎮痛薬処
   方ガイドライン作成ワーキンググループ　編：非がん性慢性疼痛に対する
   オピオイド鎮痛薬処方ガイドライン　改訂第2版，真興交易医書出版部，
   2017

2) Dowell D et al：CDC guideline for prescribing opioids for chronic pain—United States, 2016. MMWR Recomm Rep 65：1-49, 2016
3) Busse JW et al：Guideline for opioid therapy and chronic noncancer pain. CMAJ 189：E659-E666, 2017
4) Faculty of pain medicine of the Australian and New Zealand college of anaesthetists：Recommendations regarding the use of opioid analgesics in patients with chronic non-cancer pain, 2015
5) National Institute for Health and Care Excellence（NICE）：Chronic pain（primary and secondary）in over 16s：assessment of all chronic pain and management of chronic primary pain. NICE guideline, 2021

CQ4-6：オピオイド鎮痛薬治療中の適切な通院間隔は？

------------------------- Summary Statement -------------------------

　外来におけるオピオイド鎮痛薬の投与を開始した直後は効果判定のため，通院間隔をおよそ 7 日間から 14 日間に短く設定するのが望ましい．

----------------------- 解　　説 -----------------------

　2022 年現在，非がん性慢性疼痛に適応のある弱オピオイド鎮痛薬であるブプレノルフィン貼付剤は 14 日間の投薬日数制限，強オピオイド鎮痛薬はいずれも 30 日間の投薬日数制限があるため，通院間隔は長くても投薬日数制限以内の設定となる．特に，外来におけるオピオイド鎮痛薬の投与を開始した直後は効果判定のため，通院間隔を最大投薬日数ではなく，およそ 7 日間から 14 日間に短く設定する必要がある．投薬日数制限のないオピオイド鎮痛薬の場合も，上記と同様，投与を開始した直後は通院間隔を短く設定するのが望ましい．

CQ4-7：オピオイド鎮痛薬の投与量はどれくらいが最適か？

推奨：モルヒネ塩酸塩換算量 60 mg/日以下のオピオイド鎮痛薬で治療することを推奨し，それ以上の場合は患者のベネフィットとリスクを検討しながらの慎重投与とする．上限については，モルヒネ塩酸塩換算量で 90 mg/日と考えることを強く推奨する．【1B】

----------------------- Summary Statement -----------------------

　本ガイドラインでは，モルヒネ塩酸塩換算量 60 mg/日以下のオピオイド鎮痛薬で治療することを推奨し，それ以上の場合は患者のベネフィットとリスクを検討しながらの慎重投与とする．上限についてはモルヒネ塩酸塩換算量で 90 mg/日と考えることを強く推奨する．

----------------------- 解　　説 -----------------------

　非がん性慢性疼痛におけるオピオイド鎮痛薬による治療の目的は，痛みの軽減を図りつつ，機能回復による QOL や ADL を改善することである．したがって，

生活の質
QOL：quality of life

日常生活動作
ADL：activities of daily living

米国疾病管理予防センター
CDC：Centers for Disease
Control and Prevention

オピオイド鎮痛薬の使用障害
OUD：opioid use disorder
重大なオピオイド関連の問題
にも関わらず，患者がそのオ
ピオイドを使用し続けている
ことを示唆する認知的，行動
的，および生理学的症状．

副作用と乱用・依存に細心の注意を払いながら，患者のベネフィットとリスクを常に評価し，処方量は可能な限り最少量にとどめる．米国疾病管理予防センター（CDC）のガイドライン[1]に準拠しつつ，本邦におけるオピオイド鎮痛薬の1日量は，原則としてモルヒネ塩酸塩換算量（表8）60 mg/日以下に抑えることを推奨し，上限はモルヒネ塩酸塩換算量90 mg/日と考えるべきである．

高用量のオピオイド鎮痛薬のベネフィットについての見解は確立されていない．一方，オピオイド鎮痛薬の投与量が多いほど，交通外傷，オピオイド鎮痛薬の使用障害，および過量摂取などのリスクは増加するとされている．明確なカットポイントはないが，上限をモルヒネ塩酸塩換算量で90 mg/日にする根拠は，100 mg/日を超えると乱用や依存などの過量摂取のリスクが増えるためとされ[2,3]，多くのガイドラインでもこの上限が採用されている．ただし，オピオイド鎮痛薬の換算比はその数値にばらつきが多く，不馴れな医師が換算表のみに依存した投与量の変更をするべきではない[4]．もし，既に他院で長期間オピオイド鎮痛薬の投与を受けている時，あるいはモルヒネ塩酸塩換算量で60〜90 mg/日の高用量処方をしなければならない時は，複数の疼痛専門医の介入が必要である．

現在文献的には，それ以下で過量摂取のリスクがゼロになる明確な投与量の閾値は存在しない．しかしながら，投与量をモルヒネ塩酸塩換算量60 mg/日以下に保つことは，それより高い投与量で致命的な過量摂取を経験する大部分の患者において，リスクが軽減される可能性が高いと考えられる[1]．

参考文献

1) Dowell D et al：CDC guideline for prescribing opioids for chronic pain--United States, 2016. JAMA 315：1624-1645, 2016
2) Dunn KM et al：Opioids prescriptions for chronic pain and overdose：a cohort study. Ann Intern Med 152：85-92, 2010
3) Bohnert AS et al：A detailed exploration into the association of prescribed opioid dosage and overdose deaths among patients with chronic pain. Med Care：435-441, 2016
4) Pergolizzi JV Jr et al：Three years down the road：The aftermath of the CDC guideline for prescribing opioids for chronic pain. Adv Ther：1235-1240, 2019

CQ4-8：オピオイド鎮痛薬は治療期間を設定して使用を制限すべきか？

推奨：強オピオイド鎮痛薬は投与1ヵ月程度で治療の有効性を確認し，治療期間は3ヵ月を基本とする．良好な疼痛コントロール下であっても最長6ヵ月で休薬・減量を検討することを弱く推奨する．【2C】

------------------------- Summary Statement -------------------------

強オピオイド鎮痛薬の投与による治療の継続，あるいは中止については開始からオピオイド鎮痛薬の投与1ヵ月程度で治療の有効性を確認して，治療期間は3ヵ月が基本であり，継続により例え良好な疼痛コントロール下にあったとして

も，最長でも 6 ヵ月で休薬を考慮して減量を検討する．トラマドールはこの限りではないが，常に必要性について検討しながら，不要な長期継続を避ける．

-------------------------- 解　説 --------------------------

欧州疼痛学会（EFIC）の勧告では，非がん性慢性疼痛に対するオピオイド鎮痛薬使用に関する推奨事項のなかで，「非がん性慢性疼痛に対するオピオイド鎮痛薬による治療は，まず確立された非薬理学的治療および非オピオイド鎮痛薬を最大限に活用した後，その無効，耐性あるいは禁忌等が確認された場合のみ適応となる．」としている[1]．その判断に必要なモニタリングやオピオイド鎮痛薬による治療の評価に費やされる期間が最初の 1 ヵ月間である．RCT データの二次分析では，経口モルヒネまたは経皮フェンタニルによる 6 ヵ月での鎮痛効果（疼痛スコアにおいて 30％以上の減少）は，1 ヵ月での鎮痛効果によって予測可能であり，1 ヵ月で鎮痛が得られなかった患者は，6 ヵ月で鎮痛を得られる可能性が低いことが報告された[2]．この 1 ヵ月という期間は EFIC の勧告を委託された多くの専門家らによって承認されており，特殊なケースも想定して（オピオイド鎮痛薬の漸増が非常にゆっくりと行われた場合など） 3 ヵ月以内という猶予を持たせた設定になっている．

オピオイド鎮痛薬による治療は，医学的観点に基づく合理的な治療目標を明確に設定し，治療期間を必要最低限に止めるべきである[3]．長期オピオイド鎮痛薬投与のリスクについては周知のことであるが，ベネフィットについても短期オピオイド鎮痛薬投与と比較して疼痛緩和，あるいは健康関連 QOL（HR-QOL）の改善等に差がなかったとする報告もある[4]．ドイツ[5]やフランス[6]，ならびに EFIC の勧告では，その治療期間を 6 ヵ月と設定し，それ以上経過した場合は，例え安定した治療効果が得られていたとしても，休薬や漸減を検討していく必要性と非薬物療法の再検討を提言している[7]．

しかしながら，Agnoli らによる長期・高用量のオピオイド鎮痛薬治療を受けた 113,618 人の患者を対象とした後ろ向きコホート研究では，漸減後の患者において過量摂取や精神状態の悪化の発生率が，漸減前や非漸減患者と比較してそれぞれ 1.68，2.28 倍高くなったとしている[8]．過量投与，あるいはオピオイド鎮痛薬の毒性に関する他の危険因子を考慮すべき場合は，医師と患者の双方がオピオイド鎮痛薬の継続と漸減についてそのベネフィットとリスクを十分検討し，漸減する場合でも慎重に行う必要がある．

欧州疼痛学会
EFIC：The European Federation of IASP® Chapters

無作為化比較試験，ランダム化比較試験
RCT：randomized controlled trial

健康関連 QOL
HR-QOL：health-related quality of life

参考文献

1) Häuser W et al：European*clinical practice recommendations on opioids for chronic noncancer pain—part 1：Role of opioids in the management of chronic noncancer pain. Eur J Pain 25：949-968, 2021
2) Kalso E et al：Predicting long-term response to strong opioids in patients with low back pain：findings from a randomized, controlled trial of transdermal fentanyl and morphine. BMC Med 5：39, 2007
3) Campbell G et al：Pharmaceutical opioid use and dependence among peo-

ple living with chronic pain：Associations observed within the pain and opioids in treatment（POINT）cohort. Pain Med：1745-1758, 2015

4) Sani AR et al：Comparison of the clinical outcomes between short-term and long-term opioid users with noncancer pain at pain clinics. J Pharm Bioallied Sci 12：S728-S732, 2020

5) Häuser W et al：Long-term opioid use in non-cancer pain. Dtsch Arztebl Int：732-740, 2014

6) Moisset X et al：Opioid use for the management of chronic non-cancer pain：French guidelines. Rev Neurol（Paris）172：337-338, 2016

7) O'Brien T et al：European Pain Federation position paper on appropriate opioid use in chronic pain management. Eur J Pain 21：3-19, 2017

8) Agnoli A et al：Association of dose tapering with overdose or mental health crisis among patients prescribed long-term opioids. JAMA 326：411-419, 2021

Ⅴ．オピオイド鎮痛薬による治療の副作用

CQ5-1：オピオイド鎮痛薬による治療中に注意することは？

CQ5-2：オピオイド鎮痛薬にはどのような副作用があるのか？

CQ5-3：オピオイド鎮痛薬による悪心・嘔吐をどのように
　　　　管理するのか？

CQ5-4：オピオイド鎮痛薬誘発性便秘をどのように管理するのか？

CQ5-5：オピオイド鎮痛薬誘発性便秘に末梢性 μ オピオイド受容体拮抗薬は
　　　　有効か？

CQ5-6：オピオイド鎮痛薬による眠気をどのように管理するのか？

CQ5-7：オピオイド鎮痛薬の長期使用で注意しなければならない
　　　　有害事象は？

Ｖ．オピオイド鎮痛薬による治療の副作用

CQ5-1：オピオイド鎮痛薬による治療中に注意することは？

---------------------- Summary Statement --------------------------------

オピオイド鎮痛薬による治療中には，悪心・嘔吐，便秘，眠気などの副作用，乱用や依存などの不適切使用に注意するだけではなく，オピオイド鎮痛薬の処方が，高用量，長期間投与にならないよう管理しなければならない．

---------------------- 解　説 --------------------------------

非がん性慢性疼痛患者に対するオピオイド鎮痛薬による治療は，痛みを緩和するとともに，ADL や QOL を向上させることが目標となる．したがって，オピオイド鎮痛薬による治療を開始するにあたって，可能な限り，有効かつ低用量で開始し，ADL や QOL の低下が起こらないよう副作用を回避して，乱用や依存など不適切使用が起こらないよう注意しなければならない[1]．

オピオイド鎮痛薬による治療開始後は，痛みの緩和の程度，副作用，ADL・QOL，オピオイド鎮痛薬を含むすべての薬物の使用状況，心理社会的な変化について注意深い観察が必要である[2]．ADL・QOL の改善のために増量が必要と判断する場合には，有害事象を見極めながら，慎重に漸増し，可能な限り低用量にとどめるべきである．

非がん性慢性疼痛患者に対するオピオイド鎮痛薬による治療の有用性は，短期投与で示されているものの，長期投与では確立されておらず，むしろ弊害が指摘されている[3,4]．オピオイド鎮痛薬による治療からの離脱を視野に入れて漫然と処方を継続することを避け，長期間投与にならないよう注意すべきである（表11）[5]．

日常生活動作
ADL：activities of daily living

生活の質
QOL：quality of life

表11　オピオイド鎮痛薬による治療中
に観察すべき項目（文献5より）

・内服（使用）状況
・痛みの緩和の程度
・副作用の有無・程度
・社会生活活動
・精神状態
・環境変化
・治療意義について，患者の認識

参考文献
1) Dowell D et al：CDC guideline for prescribing opioids for chronic pain--United States, 2016. JAMA 315：1624-1645, 2016
2) Gupta A et al：Reducing opioid overprescribing by Educating, Monitoring

and Collaborating with Clinicians：A Quality improvement study. Cureus 12：e7778, 2020
3) Nury E et al：Efficacy and safety of strong opioids for chronic noncancer pain and chronic low back pain：a systematic review and meta-analyses. Pain 163：610-636, 2022
4) Häuser W et al：European＊ clinical practice recommendations on opioids for chronic noncancer pain- part 1：Role of opioids in the management of chronic noncancer pain. Eur J Pain 25：949-968, 2021
5) 日本ペインクリニック学会非がん性慢性疼痛に対するオピオイド鎮痛薬処方ガイドライン作成ワーキンググループ 編：非がん性慢性疼痛に対するオピオイド鎮痛薬処方ガイドライン 改訂第2版，真興交易医書出版部，2017

CQ5-2：オピオイド鎮痛薬にはどのような副作用があるのか？

------------------------ **Summary Statement** ------------------------

　オピオイド鎮痛薬による治療の開始時には，悪心・嘔吐，便秘，眠気が高頻度で出現する．その他に，ふらつき，せん妄，排尿障害などがあり，稀ではあるが，過量投与によって呼吸抑制が起こる可能性がある．また，長期使用によって，痛覚過敏，性腺機能障害が生じる可能性が報告されている．

------------------------ **解　　説** ------------------------

　オピオイド鎮痛薬の治療開始時には，一般的な副作用である悪心・嘔吐，便秘，眠気が生じ，これらは3大合併症といわれている．他に，掻痒感，めまい・ふらつき，排尿障害，発汗，せん妄，多幸感などが生じることがある．オピオイド鎮痛薬による治療の開始にあたっては，これら副作用の可能性を患者に説明しておく必要がある．使用患者の80％が，上記のいずれかの副作用を経験しているといわれている[1]．

　オピオイド鎮痛薬の治療開始後の副作用に関する質の高い研究は少ないが，非がん性慢性疼痛に対するオピオイド鎮痛薬による治療のシステマティックレビューでは，少なくとも20のRCTにおいて，オピオイド鎮痛薬は，プラセボと比較して，悪心，便秘，めまい，眠気，掻痒感，口渇の有害事象の発生率が高く，特に嘔吐のリスクが高いことが示されている[2]．また，非がん性慢性疼痛に対する中・長期のオピオイド治療に関連する有害事象について，Cochraneシステマティックレビューでは，便秘，めまい，眠気，疲労，ほてり，発汗の増加，悪心，掻痒感，嘔吐などの有害事象が，プラセボと比較して有意に増加することが示されている[3]．

無作為化比較試験，ランダム化比較試験
RCT：randomized controlled trial

参考文献

1) 日本ペインクリニック学会非がん性慢性疼痛に対するオピオイド鎮痛薬処方ガイドライン作成ワーキンググループ 編：非がん性慢性疼痛に対するオピオイド鎮痛薬処方ガイドライン 改訂第2版，真興交易医書出版部，

2017
2) Busse JW et al：Opioids for chronic noncancer pain：A systematic review and meta-analysis. JAMA 320：2448-2460, 2018
3) Els C et al：Adverse events associated with medium- and long-term use of opioids for chronic non-cancer pain：an overview of Cochrane reviews. Cochrane Database Syst Rev 10：CD012509, 2017

CQ5-3：オピオイド鎮痛薬による悪心・嘔吐をどのように管理するのか？

推奨：オピオイド鎮痛薬による悪心・嘔吐には，投与経路の変更，オピオイドスイッチングを検討することを弱く推奨する．【2D】

------------------------------ Summary Statement ------------------------------

　悪心・嘔吐は，オピオイド鎮痛薬による治療開始時に起こりやすく，対策が必要である．耐性が形成されるため，1～2週間程度で改善することが多いが，オピオイド鎮痛薬の増量時には改めて対策が必要である．

------------------------------ 解　説 ------------------------------

　非がん性慢性疼痛に対するオピオイド鎮痛薬による治療のシステマティックレビューでは，オピオイド鎮痛薬は，プラセボと比較して，悪心の発生率が高く，特に嘔吐のリスクが高いことが示されている[1]．悪心・嘔吐は，オピオイド鎮痛薬による治療開始時に起こりやすいが，耐性の形成によって改善することが多く，一般的には，制吐薬の長期投与は不要である．制吐薬の治療効果を評価した質の高い研究は少なく，例えば経口剤から貼付剤など，オピオイド鎮痛薬の投与経路を変更する，または他のオピオイド鎮痛薬へスイッチングすることを検討する[2]．また，制吐薬の予防的投与の有効性を示すRCTはないが，否定する根拠は乏しく，オピオイド鎮痛薬による治療開始時や増量時には，制吐薬を予防的に投与することを検討してよい[3]．

　悪心・嘔吐が惹起される原因は多岐にわたるが，延髄第4脳室の化学受容体引き金帯（CTZ），前庭，消化管に存在するμオピオイド受容体の活性化が関与し，延髄の嘔吐中枢（VC）が刺激されて発症することが多い．CTZでは遊離されたドパミンによるドパミンD_2受容体の活性化，前庭ではヒスタミンの遊離，消化管では蠕動運動の抑制による胃内容物の停滞が関与し，発生機序に応じた制吐薬を選択できる（表12）[4]．

　ドパミン受容体拮抗薬は，錐体外路症状を引き起こすリスクがあり，悪心・嘔吐が改善すれば，速やかに休薬し，長期投与を避けるべきである．リスペリドンは，ドパミン受容体だけではなく，セロトニン受容体にも作用する．オランザピンは，ヒスタミン受容体，ドパミン受容体，セロトニン受容体など複数の受容体に作用する．いずれも，悪心・嘔吐に対しては，適応外使用となる．

無作為化比較試験，ランダム化比較試験
RCT：randomized controlled trial

化学受容体引き金帯
CTZ：chemoreceptor trigger zone

嘔吐中枢
VC：vomiting center

表 12 オピオイド鎮痛薬による悪心・嘔吐に用いられる主な薬剤（文献 4 より）

主な作用部位	使用薬物の分類	一般名	商品名
CTZ	ドパミン受容体拮抗薬	プロクロルペラジン	ノバミン®
		クロルプロマジン	コントミン®
		ハロペリドール	セレネース®
前庭器	抗ヒスタミン薬	ジフェンヒドラミン	レスタミン
		クロルフェニラミン	ポララミン®
消化管	消化管運動亢進薬	メトクロプラミド	プリンペラン®
		ドンペリドン	ナウゼリン®
CTZ・VC など	非定型抗精神病薬	リスペリドン	リスパダール®
		オランザピン	ジプレキサ®

参考文献

1) Busse JW et al：Opioids for chronic noncancer pain：A systematic review and meta-analysis. JAMA 320：2448-2460, 2018
2) Laugsand EA et al：Management of opioid-induced nausea and vomiting in cancer patients：systematic review and evidence-based recommendations. Palliat Med 25：442-453, 2011
3) Walsh D et al：2016 updated MASCC/ESMO consensus recommendations：Management of nausea and vomiting in advanced cancer. Support Care Cancer 25：333-340, 2017
4) 日本ペインクリニック学会非がん性慢性疼痛に対するオピオイド鎮痛薬処方ガイドライン作成ワーキンググループ 編：非がん性慢性疼痛に対するオピオイド鎮痛薬処方ガイドライン 改訂第 2 版，真興交易医書出版部，2017

CQ5-4：オピオイド鎮痛薬誘発性便秘をどのように管理するのか？

推奨：オピオイド鎮痛薬による治療期間を通して，緩下薬の投与など継続的な対策を強く推奨する．【1B】

------------------------ Summary Statement ------------------------------------

便秘は，オピオイド鎮痛薬による治療開始時から高頻度で生じる．耐性の形成は，ほとんど起こらないため，オピオイド鎮痛薬による治療期間を通して，緩下薬の投与など継続的な対策が必要である．

------------------------ 解　　説 ------------------------------------

オピオイド鎮痛薬による便秘は，悪心・嘔吐と異なり，耐性の形成は稀であり，継続的な対策が必要である．また，オピオイド鎮痛薬以外にも，三環系抗うつ薬や制酸薬などによっても増悪するため，併用薬物にも注意が必要である．

便秘を規定する因子として，消化管の蠕動運動，水分・電解質の吸収，排便機

表 13　オピオイド鎮痛薬誘発性便秘の治療に用いられる主な薬剤（文献 4 より）

分類	一般名	商品名
浸透圧性下剤	酸化マグネシウム	マグミット®
	ラクツロース	モニラック®
	マクロゴール 4000	モビコール®
大腸刺激性下剤	センナ製剤	プルゼニド®/アローゼン®
	ダイオウ	大黄末
	ピコスルファート	ラキソベロン®
Cl チャネル作動薬	ルビプロストン	アミティーザ®
膨張性下剤	カルメロースナトリウム	カルメロースナトリウム
浣腸・下剤坐薬	炭酸水素ナトリウム/無水リン酸二水素ナトリウム	新レシカルボン®坐剤
	ビサコジル	テレミンソフト®坐薬
消化管運動亢進薬	イトプリド塩酸塩	ガナトン®
	モサプリドクエン酸塩	ガスモチン®
グアニル酸シクラーゼ C 受容体アゴニスト	リナクロチド	リンゼス®
胆汁酸トランスポーター阻害薬	エロビキシバット水和物	グーフィス®
末梢性 μ オピオイド受容体拮抗薬	ナルデメジントシル酸塩	スインプロイク®

能が挙げられる．オピオイド鎮痛薬は，消化管に存在する μ オピオイド受容体に結合し，消化管の蠕動運動を抑制する．腸管での通過遅延と水分吸収が亢進して肛門括約筋の過緊張が起こり，便秘が引き起こされる．

便秘は，食習慣や活動性，心理的ストレスなど個人の生活様式が強く影響する[1,2]．オピオイド鎮痛薬は便秘を誘発するが，痛み（ストレス）を鎮め，活動性を高める．オピオイド鎮痛薬の用量や使用期間と便秘の重症度は相関しない[3]．便秘には，薬物療法のみならず，食事，運動，ストレス軽減などの生活指導を行うことも重要である．オピオイド鎮痛薬誘発性便秘に対してもまずは食事療法や生活習慣の改善を試みる[1,2]．薬物療法に用いる緩下薬は，便を軟らかくする浸透圧性下剤（酸化マグネシウム，ラクツロース），腸蠕動運動を促進させる大腸刺激性下剤（センナ製剤，ピコスルファート），Cl チャネル作動薬（ルビプロストン），胆汁酸トランスポーター阻害薬（エロビキシバット水和物），末梢性 μ オピオイド受容体拮抗薬（ナルデメジン）に大別される（表 13）[4]．

オピオイド鎮痛薬誘発性便秘の薬物療法としては，米国のガイドラインでは，浸透圧性下剤が第一選択であり，末梢性 μ オピオイド受容体拮抗薬は，浸透圧性下剤の効果が得られない患者に投与することが推奨されている．一方，本邦の「便通異常症診療ガイドライン 2023」では，浸透圧性下剤または末梢性 μ オピオイド

受容体拮抗薬を第一選択としている[2]．効果不十分であれば，Cl チャネル作動薬や刺激性下剤を追加する．刺激性下剤は耐性や習慣性を避けるために必要最小限の使用，頓用または短期間での使用とすることが提案されている[2]．

参考文献
1) Crockett SD et al：American Gastroenterological Association institute guideline on the medical management of opioid-induced constipation. Gastroenterology 156：218-226, 2019
2) 日本消化管学会 編：便通異常症診療ガイドライン 2023，南江堂，2023
3) Laugsand EA et al：Genetic and non-genetic factors associated with constipation in cancer patients receiving opioids. Clin Transl Gastroenterol 6：e90, 2015
4) 日本ペインクリニック学会非がん性慢性疼痛に対するオピオイド鎮痛薬処方ガイドライン作成ワーキンググループ 編：非がん性慢性疼痛に対するオピオイド鎮痛薬処方ガイドライン 改訂第 2 版，真興交易医書出版部，2017

CQ5-5：オピオイド鎮痛薬誘発性便秘に末梢性 μ オピオイド受容体拮抗薬は有効か？

推奨：一般緩下薬で改善しないオピオイド鎮痛薬誘発性便秘に対して末梢性 μ オピオイド受容体拮抗薬の使用を強く推奨する．【1B】

------------------ **Summary Statement** ------------------

末梢性 μ オピオイド受容体拮抗薬はオピオイド鎮痛薬誘発性便秘に有効である．一般緩下薬で改善しないオピオイド鎮痛薬誘発性便秘に対しても有効である．主な副作用に下痢，腹痛，悪心がある．

------------------ **解　説** ------------------

オピオイド鎮痛薬誘発性便秘は，オピオイドが消化管の μ オピオイド受容体に結合し，主には細胞内サイクリック AMP（cAMP）の減少，カルシウムチャネルの抑制，カリウムチャネルの開放により惹起される[1]．同機序により，便秘以外にも，口渇，胸やけ（胃酸逆流），悪心・嘔吐，膨満感，腹痛，食欲不振などの消化器症状を誘発する．

オピオイド鎮痛薬誘発性便秘について，がん性疼痛患者および非がん性慢性疼痛患者を対象としたメタアナリシスでは，末梢性 μ オピオイド受容体拮抗薬（**表14**）が安全かつ有効であり，ルビプロストンはプラセボよりわずかに有効であることが示されている[2]．また，非がん性慢性疼痛患者を対象としたオピオイド鎮痛薬誘発性便秘に対し，ナルデメジンの有効性，安全性を示す RCT が発表されている[3~6]．有効性は治療必要数（NNN）で，ルビプロストンが 15 に対してナルデメジンは 5 である[2,7]．

各種の末梢性 μ オピオイド受容体拮抗薬について，各国の添付文書に記載され

サイクリック AMP
cAMP：adenosine 3',5'-cyclic monophosphate

無作為化比較試験，ランダム化比較試験
RCT：randomized controlled trial

治療必要数
NNT：number needed to treat
望ましい治療効果の患者を 1 人得るために必要な人数．

表14　各種の末梢性μオピオイド受容体拮抗薬

一般名	本邦承認	剤型	効能・効果	用量・用法
ナロキセゴール	なし	錠剤（12.5 mg，25 mg）	【米国】非がん性慢性疼痛患者におけるオピオイド鎮痛薬誘発性便秘	【米国】1日1回25 mg
			【欧州】下剤の効果不十分なオピオイド鎮痛薬誘発性便秘	【欧州】1日1回25 mg
メチルナルトレキソン	なし	錠剤（150 mg）注射（8 mg，12 mg）	【米国（錠剤，注射）】①非がん性慢性疼痛患者におけるオピオイド鎮痛薬誘発性便秘，②下剤の効果不十分な進行性疾患患者におけるオピオイド鎮痛薬誘発性便秘	【米国】①1日1回450 mg（錠剤）を朝内服あるいは1日1回12 mgを皮下投与，②1日1回体重換算表を参照し皮下投与
			【欧州（注射）】下剤の効果が不十分なオピオイド鎮痛薬誘発性便秘	【欧州】（非緩和ケア患者）週4〜7日，1日1回12 mgを皮下投与，（緩和ケア患者）2日に1回，体重に応じ8 mgまたは12 mgを皮下投与
アルビモパン	なし	カプセル（12 mg）	一次吻合を伴う腸部分切除を含む手術後における上部および下部消化管の運動回復時間の短縮	【米国】手術の30分〜5時間前に12 mgを内服，術翌日から退院まで最長7日間12 mgを1日2回内服
ナルデメジン	あり	錠剤（0.2 mg）	【米国】非がん性慢性疼痛患者におけるオピオイド鎮痛薬誘発性便秘	【米国】1日1回0.2 mg
			【欧州】下剤による治療を受けたオピオイド鎮痛薬誘発性便秘	【欧州】1日1回0.2 mg
			【日本】オピオイド鎮痛薬誘発性便秘	【日本】1日1回0.2 mg

た効能・効果，用量・用法等について表14に，オピオイド鎮痛薬誘発性便秘に対する末梢性μオピオイド受容体拮抗薬の各学会における推奨を表15に示す．
　ナルデメジンは日本で臨床使用できる唯一の末梢性μオピオイド受容体拮抗薬である（図3）．血液脳関門を通過せず，末梢のμ・κ・δオピオイド受容体を非競合的に拮抗するため，オピオイド鎮痛薬の使用量によらず，1日1回の少量（0.2 mg）内服で，オピオイド鎮痛に影響することなく，速やかに便秘および便秘関連症状を軽減させる[8]．肝機能障害，腎機能障害，高齢者においても用量調節は必要なく，安全性に差はみられなかった[1,5,9]．ナルデメジンは増量を行わずとも，52週間にわたる効果の持続が確認されている[6]．主な副作用に下痢，腹痛，悪心

表15 各学会におけるオピオイド鎮痛薬誘発性便秘に対する末梢性μオピオイド受容体拮抗薬の推奨

学会名（発表年）	推奨内容
米国消化器病学会（2019年）	・緩下薬抵抗性のオピオイド鎮痛薬誘発性便秘において，無治療よりも，ナルデメジンの投与を推奨する．（エビデンスレベル：高，推奨度：強） ・緩下薬抵抗性のオピオイド鎮痛薬誘発性便秘において，無治療よりも，ナロキセゴールの投与を推奨する．（エビデンスレベル：中，推奨度：強） ・緩下薬抵抗性のオピオイド鎮痛薬誘発性便秘において，無治療よりも，メチルナルトレキソンを推奨する．（エビデンスレベル：低，推奨度：条件付き）
欧州神経消化器病学会（2020年）	末梢性μオピオイド受容体拮抗薬は，μオピオイド鎮痛薬の消化管運動抑制作用を拮抗させることにより，運動促進作用を有し，オピオイド鎮痛薬誘発性便秘の管理に有効である．（エビデンスレベル：高，推奨度：強）
日本緩和医療学会（2020年）	オピオイドが原因で便秘のあるがん患者に対して，末梢性μオピオイド受容体拮抗薬の投与を条件付きで推奨する．（エビデンスレベル：中，推奨度：弱）
米国がんサポーティブケア学会（2020年）	・オピオイド鎮痛薬誘発性便秘の患者では，常に末梢性μオピオイド受容体拮抗薬を考慮する．（エビデンスレベル：強，推奨度：がん患者で推奨） ・末梢性μオピオイド受容体拮抗薬に効果がないオピオイド鎮痛薬誘発性便秘の患者では，他の緩下薬の併用または変更を考慮する．（エビデンスレベル：低，推奨度：提案） ・オピオイド鎮痛薬を投与されている患者では，常に緩下薬（または末梢性μオピオイド受容体拮抗薬）を処方すべきである．（エビデンスレベル：低，推奨度：提案）
日本消化管学会（2023年）	オピオイド鎮痛薬誘発性便秘が疑われる患者には，浸透圧性下剤，刺激性下剤，ナルデメジンあるいはルビプロストンが有効である．ただし，下剤は個々の病態を鑑みながら，その安全性やコスト，投与されているオピオイドの種類なども考慮して検討する．（エビデンスレベル：弱，推奨度：なし）
日本ペインクリニック学会（2024年）	一般緩下薬で改善しないオピオイド鎮痛薬誘発性便秘に対して末梢性μオピオイド受容体拮抗薬の使用を強く推奨する．（エビデンスレベル：B，推奨度：1）

がある．これらの副作用は末梢性のオピオイド退薬症候と考えられており[1]，オピオイド鎮痛薬の開始から短期間（3日以内）にナルデメジンを併用することで軽減される可能性が示唆されている[10]．オピオイド鎮痛薬の開始時に既に便秘症があり，浸透圧性下剤などの緩下薬を使用していれば，ナルデメジンの同時処方を検討する．一般緩下薬で治療困難なオピオイド鎮痛薬誘発性便秘にもナルデメジンは有効である[4]．
　なお，末梢性μオピオイド受容体拮抗薬の投与において，脳虚血，脳腫瘍など

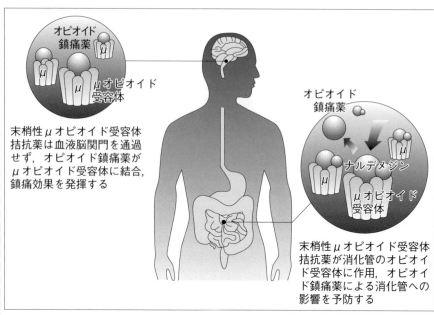

図3　ナルデメジン
日本で臨床使用できる末梢性μオピオイド受容体拮抗薬.

の血液脳関門が破綻した病態では，脳に移行し，オピオイド鎮痛の拮抗，退薬症候を起こし得る．また，消化管閉塞で投与すると消化管穿孔の危険性がある．これらの病態にはナルデメジンおよびルビプロストンなどの便秘治療薬は使用できない[1].

参考文献

1) Urits I et al：Naldemedine for the use of management of opioid induced constipation. Psychopharmacol Bull 50：97-118, 2020
2) Nee J et al：Efficacy of treatments for opioid-induced constipation：systematic review and meta-analysis. Clin Gastroenterol Hepatol 16：1569-1584.e2, 2018
3) Hale M et al：Naldemedine versus placebo for opioid-induced constipation（COMPOSE-1 and COMPOSE-2）：two multicentre, phase 3, double-blind, randomised, parallel-group trials. Lancet Gastroenterol Hepatol 2：555-564, 2017
4) Hale ME et al：Naldemedine is effective in the treatment of opioid-induced constipation in patients with chronic non-cancer pain who had a poor response to laxatives. Therap Adv Gastroenterol 14：17562848211032320, 2021
5) Wild J et al：Safety and efficacy of naldemedine for the treatment of opioid-induced constipation in patients with chronic non-cancer pain receiving opioid therapy：A subgroup analysis of patients≧65 years of age. Drugs Aging 37：271-279, 2020

6）Camilleri M et al：Naldemedine improves patient-reported outcomes of opioid-induced constipation in patients with chronic non-cancer pain in the COMPOSE phase 3 studies. J Pain Res 14：2179-2189, 2021

7）Liu JJ et al：Naldemedine for the treatment of opioid-induced constipation in adults with chronic noncancer pain. Pain Manag 10：301-306, 2020

8）Wild J et al：Onset of action of naldemedine in the treatment of opioid-induced constipation in patients with chronic noncancer pain：results from 2 randomized, placebo-controlled, phase 3 trials. Pain 160：2358-2364, 2019

9）Webster LR et al：A renal impairment subgroup analysis of the safety and efficacy of naldemedine for the treatment of opioid-induced constipation in patients with chronic non-cancer pain receiving opioid therapy. J Pain Res 13：605-612, 2020

10）Takagi Y et al：Prevention and management of diarrhea associated with naldemedine among patients receiving opioids：a retrospective cohort study. BMC Gastroenterol 20：25, 2020

> **CQ5-6：オピオイド鎮痛薬による眠気をどのように管理するのか？**

-------------------------------- **Summary Statement** --------------------------------

　眠気は，オピオイド鎮痛薬による治療開始時や増量時に起こりやすいが，通常，耐性が形成されるため，数日で軽減することが多い．がん性疼痛とは異なり，眠気が起こるまでオピオイド鎮痛薬を増量することは望ましくない．中枢抑制作用のある薬物が投与されている場合には，眠気が増強される可能性があり，併用薬物に注意が必要である．

-------------------------------- **解　　説** --------------------------------

　オピオイド鎮痛薬による眠気は，治療開始時に起こりやすいが，耐性の形成によって改善する可能性が高い．そのため，適切な使用量であれば，臨床上，眠気が問題となることは少ない．眠気が問題となる場合，オピオイド鎮痛薬の過量投与の可能性があるため，用量が適切かどうかを確認すべきである．非がん性慢性疼痛の治療では，中枢神経系に作用する薬物が処方されていることが多く，薬物相互作用によって眠気が増強される可能性にも注意しなければならない[1]．

　オピオイド鎮痛薬による睡眠への影響について，非がん性慢性疼痛患者を対象としたシステマティックレビューでは，睡眠日記など患者の自己申告で，睡眠の質が改善されたとする結果の一方，日中の過度の眠気を引き起こす可能性が指摘されている[2]．

　眠気を評価することは難しく，活動性の低下や認知機能の変化について，家族を含む患者本人以外からの情報提供も重要である．問題となる場合には，オピオイド鎮痛薬の減量[2]および中枢神経系に対する薬物の用量調整を検討する．

　がん性疼痛患者において，オピオイド鎮痛薬による治療が原因で生じる眠気に対してコリンエステラーゼ阻害薬やカフェインなどの精神刺激剤を使用することは推奨されておらず，非がん性慢性疼痛患者においても推奨されない[3]．

参考文献
1) 日本ペインクリニック学会非がん性慢性疼痛に対するオピオイド鎮痛薬処方ガイドライン作成ワーキンググループ　編：非がん性慢性疼痛に対するオピオイド鎮痛薬処方ガイドライン　改訂第2版，真興交易医書出版部，2017
2) Tang NKY et al：The effect of opioid therapy on sleep quality in patients with chronic non-malignant pain：A systematic review and exploratory meta-analysis. Sleep Med Rev 45：105-126, 2019
3) 日本緩和医療学会ガイドライン統括委員会　編：がん疼痛の薬物療法に関するガイドライン2020年版，金原出版，2020

CQ5-7：オピオイド鎮痛薬の長期使用で注意しなければならない有害事象は？

------------------------ Summary Statement ------------------------

　高用量のオピオイド鎮痛薬を長期にわたって使用した場合，オピオイド鎮痛薬誘発性の痛覚過敏や性腺機能障害が生じる可能性が報告されている．用量を限定し，長期間の使用を避けることが望ましい．

------------------------ 解　　説 ------------------------

1) 痛覚過敏

　オピオイド鎮痛薬を長期間，あるいは短期間であっても高用量使用すると，痛み刺激に対する感受性が増強するオピオイド鎮痛薬誘発性痛覚過敏（OIH）という病態が生じることが明らかにされている．オピオイド鎮痛薬の使用歴がある患者を対象としたOIHに関するシステマティックレビューでは，オピオイドの不適切使用患者の治療でメサドン[注1]を使用した群で多いことが示されている[1]．また，非がん性慢性疼痛患者を対象としたOIHに関するシステマティックレビューでは，高用量のオピオイド鎮痛薬による治療後に生じることが示されている．OIHの治療として，オピオイドスイッチング，オピオイドの中止，アジュバント療法が行われ，それぞれ72%，57%，79%の成功率であったとされている．アジュバント療法の薬物として，ケタミンとデクスメデトミジンが，最も広く使用されていた[2]．一方，健常被験者を対象とした研究のレビューによると，刺激方法によって結果が異なり，明確な結論が得られていない[3]．

2) 性腺機能障害

　オピオイド鎮痛薬の使用は，視床下部-脳下垂体系を中心とした内分泌機能に影響し，特に長期使用によって性腺機能障害が起こることが知られている．非がん性慢性疼痛患者を対象とした長期間のオピオイド鎮痛薬使用と内分泌の変化を調べたシステマティックレビューでは，オピオイド鎮痛薬の長期使用は，男性および女性とも対照群と比べ，インスリンの低下，視床下部-下垂体-性腺軸の抑制，視床下部-下垂体-副腎軸の変化と関連することが示されている[4]．一方，非がん

オピオイド鎮痛薬誘発性痛覚過敏
OIH：opioid induced hyperalgesia

注1：メサドンは本邦において非がん性慢性疼痛に保険適用外．

性慢性疼痛に対してオピオイド鎮痛薬を1ヵ月以上投与された18〜55歳の女性を対象とした性腺機能障害に関するシステマティックレビューによると，ホルモン濃度の測定を実施した10の研究のうち，有意な低下を示したのは2つの研究のみでオピオイド鎮痛薬の投与様式，期間，種類，および用量の影響を受ける可能性が示唆されている[5]．症例に応じてホルモン濃度の測定が望ましいが，性腺機能障害の病態を適切に把握することは難しい可能性がある．

参考文献

1) Higgins C et al：Evidence of opioid-induced hyperalgesia in clinical populations after chronic opioid exposure：a systematic review and meta-analysis. Br J Anaesth 122：e114-e126, 2019
2) Guichard L et al：Opioid-induced hyperalgesia in patients with chronic pain：A systematic review of published cases. Clin J Pain 38：49-57, 2021
3) Yang DZ et al：Opioid-induced hyperalgesia in the nonsurgical setting：A systematic review. Am J Ther 26：e397-e405, 2019
4) Diasso PDK et al：Long-term opioid treatment and endocrine measures in chronic non-cancer pain patients：A systematic review and meta-analysis. Eur J Pain 25：1859-1875, 2021
5) Wersocki E et al：Comprehensive systematic review of long-term opioids in women with chronic noncancer pain and associated reproductive dysfunction（hypothalamic-pituitary-gonadal axis disruption）. Pain 158：8-16, 2017

Ⅵ. オピオイド鎮痛薬による治療の中止

CQ6-1：オピオイド鎮痛薬による治療中止のタイミングは？

CQ6-2：オピオイド鎮痛薬はどのように減量・中止したらよいか？

CQ6-3：オピオイド鎮痛薬による治療が長期化，高用量化する
　　　　可能性の高い患者の特徴は？

CQ6-4：オピオイド鎮痛薬による治療が長期化，高用量化した
　　　　患者への対応は？

Ⅵ. オピオイド鎮痛薬による治療の中止

CQ6-1 オピオイド鎮痛薬による治療中止のタイミングは？

-------------------- Summary Statement --------------------

　オピオイド鎮痛薬による治療においては，痛みやQOLが改善した場合以外で，治療によるリスクがベネフィットを上回る場合や依存・乱用が疑われる場合に中止を検討する.

-------------------- 解　　説 --------------------

　非がん性慢性疼痛でのオピオイド鎮痛薬による治療を中止するタイミングを図4に示す. 重要なことは，ネガティブサイン（有害事象が発生，治療の目的が達成できない，服薬指示が守れない）のみならずポジティブサイン（患者のQOLが改善する）がうかがわれた際にもオピオイド鎮痛薬による治療の中止を患者に提案して議論することである. 欧州疼痛学会（EFIC）の勧告[1]が示すように，オピオイド鎮痛薬による治療を患者の生涯にわたる治療と考えてはならない.

　米国インターベンショナルペイン医師会議（ASIPP）ガイドラインによると，非がん性慢性疼痛でのオピオイド鎮痛薬による治療は痛み，および機能の改善を伴う医学的必要性および安定性が証明された患者にのみ，有害事象のアドヒアランスとともに，低用量でのオピオイド鎮痛薬による治療を提供すべきであるとし

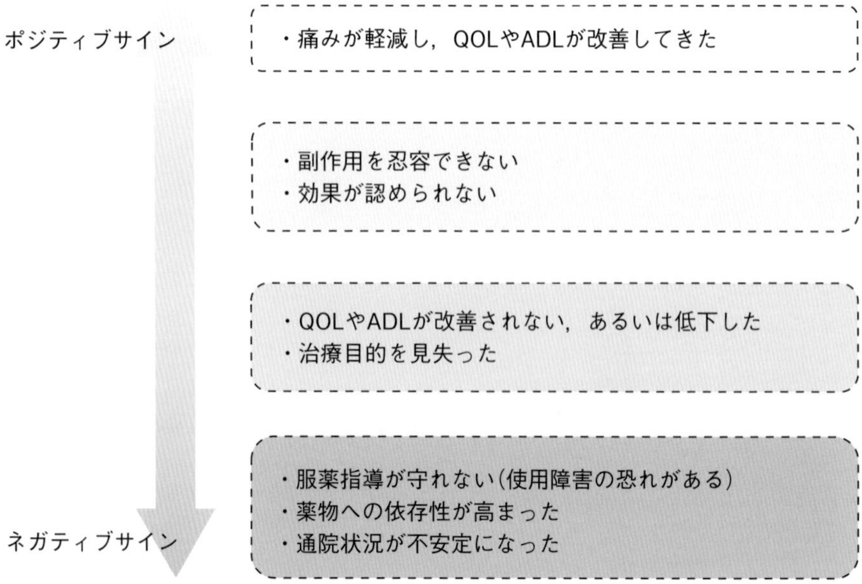

生活の質
QOL：quality of life

欧州疼痛学会
EFIC：The European Federation of IASP® Chapters

米国インターベンショナルペイン医師会議
ASIPP：American Society of Interventional Pain Physician

ポジティブサイン

・痛みが軽減し，QOLやADLが改善してきた

・副作用を忍容できない
・効果が認められない

・QOLやADLが改善されない，あるいは低下した
・治療目的を見失った

・服薬指導が守れない（使用障害の恐れがある）
・薬物への依存性が高まった
・通院状況が不安定になった

ネガティブサイン

図4　非がん性慢性疼痛に対するオピオイド鎮痛薬による治療の中止のタイミング

ており，また長時間作用型は避け，短時間作用型薬物でのオピオイド療法を推奨している[2].

　香港のガイドラインによると，オピオイド鎮痛薬による治療中は，常に，有効性，安全性，薬物乱用のモニタリングを継続し，オピオイド鎮痛薬の効果が無くなったり，耐えられなくなったり，誤用された時には治療を中止すべきであると述べている[3].

　オピオイド鎮痛薬による治療を中止することの話し合いで最も重要なことは，治療開始時に十分な説明を行い，同意書を交わしておくことである．インフォームド・コンセントの実施および患者との同意書の取り交わしは，治療目標への到達とオピオイド鎮痛薬による治療の問題点に対する患者の理解を確かなものにするために重要な手段である[4].

参考文献

1) Kalso E et al：Recommendations for using opioids in chronic non-cancer pain. Eur J Pain 7：381-386, 2003
2) Manchikanti L et al：Responsible, safe, and effective prescription of opioids for chronic non-cancer pain：American Society of Interventional Pain Physicians（ASIPP）guidelines. Pain Physician 20：S3-S92, 2017
3) Cheung CW et al：Opioid therapy for chronic non-cancer pain：guidelines for Hong Kong. Hong Kong Med J 22：496-505, 2016
4) Alford DP：Chronic back pain with possible prescription opioid misuse. JAMA 309：919-925, 2013

> **CQ6-2：オピオイド鎮痛薬はどのように減量・中止したらよいか？**

------------------------ **Summary Statement** ------------------------

　オピオイド鎮痛薬による治療で減量・中止を検討する場合には，時間をかけて減量すること（2〜4週間ごとに減量），減量の際には診察間隔を短くすることで，痛みの増悪に伴う生活，精神状態の変化や退薬症候の出現の有無を確認し，無理な減量や中止を行わない．

------------------------ **解　　説** ------------------------

　オピオイド鎮痛薬の減量・中止もオピオイド鎮痛薬による治療開始時と同様に慎重に行う必要がある．オピオイド鎮痛薬の減量，中止の最大の問題点は退薬症候である．多くの患者が依存症に対する恐れよりも，再び痛みが出ることを恐れていて，さらに，オピオイド鎮痛薬の離脱に一度失敗すると，退薬症候のつらさの経験から，再度試みる気になれないといわれており，オピオイド鎮痛薬による治療の減量・中止には細心の注意が必要である[1].

　米国疼痛学会（APS），米国疼痛医学会（AAPM）が発表した非がん性慢性疼痛に対するオピオイド鎮痛薬による治療のガイドラインで，オピオイド鎮痛薬からの離脱方法の減量の割合に対するエビデンスに基づいた推奨はないが，緩徐な

米国疼痛学会
APS：American Pain Society

米国疼痛医学会
AAPM：American Academy of Pain Medicine

減量がより退薬症候を起こしにくいと考えられている．高用量（モルヒネ 200 mg/日以上）では初期には比較的急速に減量可能だが，60～80 mg/日になった時には退薬症候が起こりやすいため比較的ゆっくり減量する[2]．

オピオイド鎮痛薬の減量を調査する RCT はごくわずかであり，オピオイド鎮痛薬を減らすための方法の有効性や安全性についての証拠もない．良好な疼痛緩和を得られない場合，オピオイド鎮痛薬の減量は患者および臨床医の両方にとって望ましい目標であるが，オピオイド鎮痛薬の減量は臨床的に困難なことが多く，達成，維持は難しい[3]．

参考文献

1) Frank JW et al：Patients' perspectives on tapering of chronic opioid therapy：A qualitative study. Pain Med 17：1838-1847, 2016
2) Chou R et al：Clinical guidelines for the use of chronic opioid therapy in chronic noncancer pain. J Pain 10：113-130, 2009
3) Eccleston C et al：Interventions for the reduction of prescribed opioid use in chronic non-cancer pain. Cochrane database Syst Rev 11：CD010323, 2017

CQ6-3：オピオイド鎮痛薬による治療が長期化，高用量化する可能性の高い患者の特徴は？

------------------------- Summary Statement -------------------------

オピオイド鎮痛薬による治療が長期化，高用量化する可能性が高い患者は，痛みの原因が不明瞭，痛みへの固執，治療への過度の期待，びまん性（全身）の痛み，抑うつ・不安などの精神症状の併存などが特徴である．

------------------------- 解　　説 -------------------------

非がん性慢性疼痛に対するオピオイド鎮痛薬による治療開始後，すべての患者が長期化，高用量化するわけではないが，オピオイド鎮痛薬による治療が検討される患者においては，その高用量化と長期化が潜在的に存在していると考えた方がよいと思われる[1]．処方医は，非がん性慢性疼痛に対するオピオイド鎮痛薬による治療が長期化，高用量化する可能性の高い患者の特徴を熟知したうえで，患者選択しなければならない．また，オピオイド鎮痛薬による治療が検討される患者においては，治療開始にあたっては痛みの心理社会的要因を十分に考慮しなければならない．

オピオイド鎮痛薬による治療の長期化には，身体的健康状態の悪化，ベンゾジアゼピン系の同時使用が関連しているとの報告がある[2]．また，うつ病患者はうつ病患者ではない患者よりも，オピオイド鎮痛薬による治療を開始する頻度が高くなり，長期化に移行する可能性は 2 倍といわれている．うつ病患者は痛みの閾値が低く，不眠症やストレスに対してもオピオイド鎮痛薬による治療を続けるため長期化，高用量化しやすいと報告されている[3]．

無作為化比較試験，ランダム化比較試験
RCT：randomized controlled trial

慢性的なオピオイド鎮痛薬の使用は痛覚過敏を引き起こす可能性があり，これには中枢感作が関係している可能性がある．中枢感作は中枢系での痛みの調整機能不全を引き起こし，痛みの閾値を下げ，その痛みの継続ゆえに，オピオイド鎮痛薬の使用の長期化，高用量化を引き起こすと考えられる[4]．

参考文献
1) Von Korff MR：Long-term use of opioids for complex chronic pain. Best Pract Res Clin Rheumatol 27：663-672, 2013
2) Mojtabai R：National trends in long-term use of prescription opioids. Pharmacoepidemiol Drug Saf 27：526-534, 2018
3) Sullivan MD：Depression effects on long-term prescription opioid use, abuse, and addiction. Clin J Pain 34：878-884, 2018
4) Hall OT et al：Central sensitization in opioid use disorder：a novel application of the American College of Rheumatology fibromyalgia survey criteria. Pain Rep 7：e1016, 2022

CQ6-4：オピオイド鎮痛薬による治療が長期化，高用量化した患者への対応は？

------------------------ Summary Statement ------------------------

オピオイド鎮痛薬の投与開始前および継続中は，定期的にオピオイド鎮痛薬関連の合併症の危険因子を評価する必要がある．利益が害を上回らない場合は漸減・中止する．

------------------------ 解　　説 ------------------------

非がん性慢性疼痛に対するオピオイド鎮痛薬処方は長期に及ぶことが予想されるため，患者選択が最も重要であり，その重要性が欧米のガイドラインでも明確に示されている．痛みを緩和する可能性のある他のすべての治療を試みても痛みが緩和されない場合に，初めてオピオイド鎮痛薬が選択されるべきである．長期使用がもたらす生体への弊害には，勃起障害，易疲労感，生理不順や骨量低下といった性腺機能不全，腸機能障害，睡眠障害，また免疫系への異常などの可能性が指摘されている[1]．

米国疾病管理予防センター（CDC）は，がんの積極的な治療中，緩和ケア，終末医療以外の非がん性慢性疼痛に対してオピオイド鎮痛薬を処方するプライマリケア医師のための推奨ガイドラインを策定した[2]．このガイドラインでは，①オピオイドの開始時期や継続時期，②オピオイドの選択，投与量，投与期間，フォローアップ，中止，③リスクの評価とオピオイド使用の有害性への対応，などが取り上げられており，患者が適切な疼痛治療を受けられるよう，オピオイド治療のリスクとベネフィットについて医師・患者間のコミュニケーションを改善し，オピオイド鎮痛薬の使用障害，過量投与，死亡など長期的なオピオイド鎮痛薬治療に伴うリスクを軽減することを目的としている．多くの患者が医師主導の段階

米国疾病管理予防センター
CDC：Centers for Disease Control and Prevention

オピオイド鎮痛薬の使用障害
OUD：opioid use disorder
重大なオピオイド関連の問題にも関わらず，患者がそのオピオイドを使用し続けていることを示唆する認知的，行動的，および生理学的症状．

的なオピオイド用量の減量を順守し，悪影響なく完全に漸減するか，少なくとも
より安全な用量まで漸減することができたと報告されている[3]．しかし，オピ
オイド鎮痛薬の供給量を減らすための制度的施策を行ったものの，乱用者の教育や
ケアが適切に行われなかったため，乱用者自体の減少にはつながらず，違法薬物
の乱用が増える結果となった．また，オピオイド中止後に過量摂取または自殺に
よる死亡のリスクが高くなり，治療期間が長くなるほどそのリスクが増加するこ
とも指摘されている[4]．患者と合意のないオピオイド鎮痛薬の急激な減量中止に
対する警鐘から，現在では患者が同意したうえで進める漸減は成功率が高いとし
て，自発的な漸減が推奨されている[5]．

自発的な漸減
voluntary tapering

参考文献

1) Chou R et al：The effectiveness and risks of long-term opioid therapy for chronic pain：a systematic review for a National Institutes of Health Pathways to Prevention Workshop. Ann Intern Med 162：276-286, 2015
2) Dowell D et al：CDC guideline for prescribing opioids for chronic pain—United States, 2016. MMWR Recomm Rep 65：1-49, 2016
3) Diasso PDK et al：Long-term opioid treatment and endocrine measures in chronic non-cancer pain patients：A systematic review and meta-analysis. Eur J Pain 25：1859-1875, 2021
4) Oliva EM et al：Associations between stopping prescriptions for opioids, length of opioid treatment, and overdose or suicide deaths in US veterans：observational evaluation. BMJ 368：m283, 2020
5) Ziadni M et al：Patient-centered prescription opioid tapering in community outpatients with chronic pain：2- to 3-year follow-up in a subset of patients. Pain Rep 5：e851, 2020

Ⅶ. オピオイド鎮痛薬の不適切使用

CQ7-1：オピオイド鎮痛薬の乱用とはどのようなものか？

CQ7-2：オピオイド鎮痛薬の身体依存とはどのようなものか？

CQ7-3：オピオイド鎮痛薬の精神依存とはどのようなものか？

CQ7-4：オピオイド鎮痛薬の退薬症候とはどのようなものか？

CQ7-5：オピオイド鎮痛薬の不適切使用に陥りやすい患者の特徴は？

CQ7-6：オピオイド鎮痛薬の不適切使用をどのように評価したらよいのか？

CQ7-7：オピオイド鎮痛薬の不適切使用に陥った患者への対処は？

CQ7-8：オピオイド鎮痛薬の過量投与（呼吸抑制）とその対応は？

Ⅶ. オピオイド鎮痛薬の不適切使用

CQ7-1：オピオイド鎮痛薬の乱用とはどのようなものか？

------------------------------ Summary Statement ------------------------------

オピオイド鎮痛薬の乱用とは，多幸感などの精神効果を得るために，治療以外の目的でオピオイド鎮痛薬を使用する行動・状態である．

------------------------------ 解　　説 ------------------------------

乱用には様々な定義があるが，乱用の主な特徴は，精神効果（多幸感，鎮静作用，抗不安作用など）を得るために，治療以外の目的で物質を使用することである[1]．一般的に乱用は「有害な使用または（および）危険な使用」と同等に理解されている．オピオイド鎮痛薬の不適切使用では，オピオイド鎮痛薬の乱用は「医学的に危険なオピオイド鎮痛薬の使用」あるいは「結果のいかんや重大性にかかわらず，非医学的もしくは承認されていない使用を繰り返す」と考えることが妥当である．治療以外の目的でオピオイド鎮痛薬を使用し続けると，オピオイド鎮痛薬の依存を引き起こす可能性がある．世界保健機関（WHO）は，オピオイド鎮痛薬の依存を「オピオイド鎮痛薬の反復または継続的な使用によって生じるオピオイド鎮痛薬使用の調節障害である．依存の特徴は，オピオイド鎮痛薬を使用したいという強い衝動であり，これは，使用を制御する能力の低下，他の活動よりも使用の優先順位の上昇，有害な結果にもかかわらず使用を継続することで明らかにされる．また，オピオイド鎮痛薬の効果に対する耐性，オピオイド鎮痛薬の使用を中止または減量した後の退薬症候，退薬症候を防止または緩和するためのオピオイド鎮痛薬または薬理学的に類似した物質を反復して使用するなど，依存の生理学的特徴も存在することがある」[2]と説明している．

参考文献

1) Smith SM et al：Classification and definition of misuse, abuse, and related events in clinical trials：ACTTION systematic review and recommendations. Pain 154：2287-2296, 2013
2) World Health Organization：Opioid overdose. https://www.who.int/newsroom/fact-sheets/detail/opioid-overdose（2024 年 2 月閲覧）

CQ7-2：オピオイド鎮痛薬の身体依存とはどのようなものか？

------------------------------ Summary Statement ------------------------------

オピオイド鎮痛薬の身体依存は，オピオイド鎮痛薬の突然の中止，急速な投与量減少，または拮抗薬投与により，その薬物に特有の退薬症候が生じることで明らかにされる．オピオイド鎮痛薬に対する身体の生理学的な適応状態である[1]．

乱用
abuse

世界保健機関
WHO：World Health Organization

-------------------- 解　　説 --------------------

　身体依存は，多くの薬物に生じる長期使用により発現する生理学的状態である．薬物の効果に対する耐性形成を含むこともある．身体依存が形成されると，薬物の突然の中止，急速な投与量減少，または拮抗薬投与により血中濃度が低下した場合に，その薬物に特有の退薬症候が生じる．耐性が形成されると，特定の効果を得るための薬物必要量は増大する．身体依存は，生体が薬物にどの程度曝露されたかにより形成され，オピオイド鎮痛薬の身体依存は，投与用量，投与頻度，投与期間により規定される．

　非がん性慢性疼痛に対するオピオイド鎮痛薬による治療では，投与期間が長期化することも多く，身体依存を常に考慮して対応すべきである．

参考文献

1) Smith SM et al：Classification and definition of misuse, abuse, and related events in clinical trials：ACTTION systematic review and recommendations. Pain 154：2287-2296, 2013

> ## CQ7-3：オピオイド鎮痛薬の精神依存とはどのようなものか？

-------------------- Summary Statement --------------------

　オピオイド鎮痛薬の精神依存とは，オピオイド鎮痛薬またはその精神効果に対する非常に強い欲求（渇望）を伴う，オピオイド鎮痛薬使用に対する制御障害である[1,2]．

-------------------- 解　　説 --------------------

　精神効果をもつ物質またはその精神効果に対する非常に強い欲求は，渇望と呼ばれる．他のことは何も考えられなくなるほどに薬物を摂取したいという強い衝動をこれまでに経験したことがあるかどうかを尋ねることで，渇望の有無は判断できる．

　オピオイド鎮痛薬を長期にわたり投与された患者は，通常，身体依存を生じ，時に耐性を形成するが，精神依存を必ずしも生じるわけではない．

　オピオイド鎮痛薬の依存症は，遺伝的，心理社会的，環境的な要因がその発症と進行に影響する神経生物学的な慢性疾患である．米国疼痛学会（APC），米国疼痛医学会（AAPM），米国依存医学会（ASAM）が合同で提出した合議において，オピオイド鎮痛薬依存症の特徴としては4つのC，オピオイド鎮痛薬の渇望，常軌を逸した服用，使用への強迫観念，薬害の存在を知りつつも使用を続けることであると述べている[3]．

　DSM-5-TR[4]では，オピオイド使用症というカテゴリーで診断基準を示している．この診断基準は，制御障害，社会的障害，危険な使用，薬理学的基準という4つの群にまとめられている．

渇望
craving

米国疼痛学会
APS：American Pain Society

米国疼痛医学会
AAPM：American Academy of Pain Medicine

米国依存医学会
ASAM：American Society of Addiction Medicine

精神依存の特徴（4C）
①オピオイド鎮痛薬の渇望
Craving for the drug
②常軌を逸した使用
Control over drug use impaired
③使用への強迫観念
Compulsive use of a drug
④薬害の存在を知りつつも使用を続けること
Continued use of a drug despite harm

精神疾患の診断・統計マニュアル（DSM-5-TR）
The Diagnostic and Statistical Manual of Mental Disorders, Fifth Edition, Text Revision

参考文献

1) Smith SM et al：Classification and definition of misuse, abuse, and related events in clinical trials：ACTTION systematic review and recommendations. Pain 154：2287-2296, 2013
2) World Health Organization：Lexicon of alcohol and drug terms, World Health Organization, 1994
3) American Academy of Pain Medicine, the American Pain Society and the American Society of Addition Medicine：Definitions related to the use of opioids for the treatment of pain. WMJ 100：28-29, 2001
4) 髙橋三郎ほか 監訳：DSM-5-TR™ 精神疾患の診断・統計マニュアル, 医学書院, 2023

CQ7-4：オピオイド鎮痛薬の退薬症候とはどのようなものか？

-------------------- Summary Statement --------------------

オピオイド鎮痛薬の退薬症候とは，急激なオピオイド鎮痛薬の減量や中止に伴う症状である．不快気分，オピオイド鎮痛薬への渇望，不安，悪心・嘔吐，腹部痙攣，筋肉痛，あくび，発汗，ほてり，悪寒，流涙，鼻漏，過眠，不眠，下痢，起毛，瞳孔散大などの症状がある．治療域の投薬量でも起こり得る．オピオイド拮抗薬の投与によっても起きる．

-------------------- 解　　説 --------------------

オピオイド鎮痛薬を使用していると，オピオイド鎮痛薬の神経系抑制作用に抗するための代償機能として興奮系の神経が活性化する．急激にオピオイド鎮痛薬の血中濃度が低下すると，神経抑制作用が消失し自律神経系と中枢神経系の興奮作用が出現するため，感冒類似の自律神経症状が出現するのが退薬症候である[1,2]．

システマティックレビューにおいて，退薬症候の危険因子は，若年者，脳損傷，脳虚血，痙攣性疾患の併存，オピオイド鎮痛薬の投与期間（5日間，特に9日間以上），投与量（経口モルヒネ換算量で100 mg/日，特に150 mg/日以上），持続注入，鎮静薬の併用，急な中止であることが示されている[3]．

精神疾患の診断・統計マニュアル（DSM-5-TR）
The Diagnostic and Statistical Manual of Mental Disorders, Fifth Edition, Text Revision

DSM-5-TR の診断基準を表16に示す[4]．その他の尺度に，臨床オピオイド離脱症状尺度（COWS）などがある[5]．

自律神経失調から生命に危険が及ぶこともあり，患者の自己判断で減量，休薬しないように十分に説明しておく必要がある．オピオイド鎮痛薬を内服している患者が，薬剤を内服できなくなった場合には，すぐに病院を受診するように伝える．

臨床オピオイド離脱症状尺度
COWS：Clinical Opiate Withdrawal Scale

治療としては，本邦で非がん性慢性疼痛に適応があるオピオイド鎮痛薬の再投与である．投与量を元に一旦戻し，退薬症候が出た場合にはテーパリングスケジュールを立てる[6]．その他，海外ではブプレノルフィン，a_2アドレナリン受容体拮抗薬（clonidine, lofexidine, tizanidine），非オピオイド鎮痛薬，非薬物療法が使用されることもある[7]．

表16　DSM-5-TR オピオイド離脱の診断基準

（日本精神神経学会（日本語版用語監修），髙橋三郎・大野　裕（監訳）：DSM-5-TR 精神疾患の診断・統計マニュアル．p599-600，医学書院，2023）

A．以下のいずれかが存在：
（1）多量かつ長時間にわたっていた（すなわち，数週間またはそれ以上）オピオイド使用の中止（または減量）
（2）オピオイド使用の期間後のオピオイド拮抗薬の投与
B．以下のうち3つ（またはそれ以上）が，基準 A の後，数分～数日の間に発現する
（1）不快気分
（2）嘔気または嘔吐
（3）筋肉痛
（4）流涙または鼻漏
（5）瞳孔散大，起毛，または発汗
（6）下痢
（7）あくび
（8）発熱
（9）不眠
C．基準 B の徴候または症状は，臨床的に意味のある苦痛，または社会的，職業的，または他の重要な領域における機能の障害を引き起こしている
D．その徴候または症状は，他の医学的疾患によるものではなく，他の物質中毒または離脱を含む他の精神疾患ではうまく説明されない

参考文献

1）World Health Organization：ICD-11 for Mortality and Morbidity Statistics（Version：01/2023），6C43.4 Opioid withdrawal. https://icd.who.int/browse11/l-m/en#/http%3a%2f%2fid.who.int%2ficd%2fentity%2f663160065（2024 年 2 月閲覧）

2）木村嘉之：薬物などの依存と乱用．田口敏彦ほか 監，疼痛医学，医学書院，196-200，2020

3）Best KM et al：Risk factors associated with iatrogenic opioid and benzodiazepine withdrawal in critically ill pediatric patients：a systematic review and conceptual model. Pediatr Crit Care Med 16：175-183, 2015

4）髙橋三郎・大野　裕 監訳：16 物質関連症及び嗜癖症群．日本精神神経学会（日本語版用語監修），DSM-5-TR^{TM} 精神疾患の診断・統計マニュアル，医学書院，599-600，2023

5）Wesson DR et al：The clinical opiate withdrawal scale（COWS）. J Psychoactive Drugs 35：253-259, 2003

6）American Society of Addiction Medicine：The ASAM National Practice Guideline for the Use of Medications in the Treatment of Addiction Involving Opioid Use. https://www.asam.org/docs/default-source/practice-support/guidelines-and-consensus-docs/asam-national-practice-guideline-pocketguide.pdf（2024 年 2 月閲覧）

7）Pergolizzi JV Jr et al：Opioid withdrawal symptoms, a consequence of chronic opioid use and opioid use disorder：Current understanding and approaches to management. J Clin Pharm Ther 45：892-903, 2020

CQ7-5：オピオイド鎮痛薬の不適切使用に陥りやすい患者の特徴は？

------------------------- Summary Statement -------------------------

　オピオイド鎮痛薬による治療中に不適切使用に陥りやすい患者の特徴は，物質使用障害の既往，精神疾患の併存，痛みによる機能障害などが挙げられる．患者背景の把握と危険因子の十分な評価を行ったうえで，オピオイド鎮痛薬による治療の適応を判断することが重要である．

------------------------- 解　　説 -------------------------

　欧米を中心とした様々な調査・研究によると，オピオイド鎮痛薬の不適切使用に関連する危険因子には，若年，未婚，非就労，低い教育レベル，健康意識の欠如，依存性薬物の使用障害，併存する精神疾患といった精神・心理社会的要因が挙げられる．さらに，痛みによる機能障害，動脈硬化や高血圧などの心血管系疾患，感染症などの身体的要因や，オピオイド鎮痛薬の不適切使用に関連した遺伝子変異の関与も指摘されている[1]．また，ベンゾジアゼピン系薬剤とオピオイド鎮痛薬の併用でオピオイド鎮痛薬過量摂取による致死率が上昇することが示されており，注意が必要である[2]．

　米国の大規模な電子カルテデータを用いて検証した研究によると，若年者（49歳未満），物質使用障害（アルコール，タバコ，大麻），精神疾患（不安神経症，双極性障害，統合失調症，自殺行動），痛み関連疾患，C型肝炎ウイルス（HCV）感染，ヒト免疫不全ウイルス（HIV）感染が，オピオイド鎮痛薬の使用障害の危険因子と同定されている[3]．

　上記を含め，海外における様々な調査や経験を元に，オピオイド鎮痛薬の不適切使用の危険因子を表17にまとめた[4]．

　また，オピオイド鎮痛薬の不適切使用に特化したスクリーニングツールがいくつかあり，海外では実臨床で使用されている．その中で，オピオイド鎮痛薬による治療を開始する前に危険性を予測するために使用できるものがある．患者が記入する主観的評価ツールとして，SOAPP-Rがある[5]．SOAPP-Rは24項目からなる質問票で，過去の行動や認知に基づいて将来の乱用行動を予測するための評価ツールである．医療者が記入する客観的評価ツールとしては，DIRE ScoreとORTがある[6,7]．DIRE Scoreは，診断，難治性，危険性，有効性の4つの要素で構成され，それぞれの質問を3段階で評価する．ORTは薬物乱用の既往歴と家族歴，性的虐待と精神疾患の既往などをチェックする調査票である．簡便で明確な点数化が可能であり，オピオイド鎮痛薬の不適切使用についての検出精度は高いとされている．

　これらのスクリーニングツールは，有用性について検証されているが，検出精度の問題点も指摘されており，オピオイド鎮痛薬の不適切使用を完全に予測できるものではない．さらに，日本では文化や社会環境が異なるためにそのまま使用することには無理がある．しかし，こうしたツールの内容はオピオイド鎮痛薬の不適切使用の危険因子の評価に有用となる可能性がある．今後，修正と検証を重

C型肝炎ウイルス
HCV：hepatitis C virus

ヒト免疫不全ウイルス
HIV：human immunodeficiency virus

オピオイド鎮痛薬の使用障害
OUD：opioid use disorder
重大なオピオイド関連の問題にも関わらず，患者がそのオピオイドを使用し続けていることを示唆する認知的，行動的，および生理学的症状．

SOAPP-R：Screener and Opioid Assessment for Patients with Pain-Revised

DIRE：Diagnosis, Intractability, Risk, Efficacy

ORT：Opioid Risk Tool

表17　オピオイド鎮痛薬の不適切使用の危険因子（文献4より筆者訳）

・薬物乱用の既往 ・薬物乱用の家族歴 ・若年者（45歳未満） ・若年時の性行為依存 ・精神疾患 ・薬物使用の一般化 ・心理的ストレス ・多数の薬物の乱用	・生活環境が悪い（家族等の支援が弱い） ・喫煙（禁煙困難） ・薬物やアルコール依存の既往歴 ・オピオイド鎮痛薬への関心 ・痛みによる機能障害 ・痛みの過度の訴え ・原因不明の痛みの訴え

表18　薬物依存症に関係する人間関係の6つの問題（文献8より筆者訳）

・自己評価が低く，自分に自信を持てない
・人を信じられない
・本音を言えない
・見捨てられる不安が強い
・孤独で寂しい
・自分を大切にできない

ねることで，本邦でも簡易で精度の高いスクリーニングツールを使用できることが期待される．

　また，薬物の精神依存に陥る患者は，自己評価の低さや孤独など，人間関係の問題点が根底にあるとされている（表18）[8]．オピオイド鎮痛薬による治療を考慮する場合は，必要に応じて患者の対人関係とその意識についても把握しておくべきである．

参考文献

1) Kaye AD et al：Prescription opioid abuse in chronic pain：An updated review of opioid abuse predictors and strategies to curb opioid abuse：part 1. Pain Physician 20：S93-S109, 2017

2) Park TW et al：Benzodiazepine prescribing patterns and deaths from drug overdose among US veterans receiving opioid analgesics：case-cohort study. BMJ 350：h2698, 2015

3) Jennings MV et al：Identifying high-risk comorbidities associated with opioid use patterns using electronic health record prescription data. Complex Psychiatry 8：47-55, 2022

4) Webster LR et al：Avoiding opioid abuse while managing pain, Sunrise River Press, 2007

5) Wasan AD et al：Does report of craving opioid medication predict aberrant drug behavior among chronic pain patients? Clin J Pain 25：193-198, 2009

6) Gelernter J et al：Genetics of two mu opioid receptor gene(OPRM1)exon I polymorphisms：population studies, and allele frequencies in alcohol- and drug-dependent subjects. Mol Psychiatry 4：476-483, 1999

7) Manchikanti L et al：Evaluation of abuse of prescription and illicit drugs in chronic pain patients receiving short-acting（hydrocodone）or long-acting（methadone）opioids. Pain Physician 8：257-261, 2005

8) Oliver J et al：American Society for Pain Management nursing position statement：pain management in patients with substance use disorders. Pain Manag Nurs 13：169-183, 2012

CQ7-6：オピオイド鎮痛薬の不適切使用をどのように評価したらよいのか？

---------------------- Summary Statement ------------------------------------

オピオイド鎮痛薬による治療中の患者に対しては，治療効果と適正使用について定期的に評価し，依存・乱用といったオピオイド鎮痛薬の不適切使用を示唆する特徴的な徴候の有無を，注意深く継続的にモニタリングすることが重要である．

---------------------- 解　　説 ---

非がん性慢性疼痛に対してオピオイド鎮痛薬による治療を開始した患者について，オピオイド鎮痛薬の適正使用と治療効果を反映する指標として，4つのAについて評価することが提唱されている[1]．つまり，鎮痛，日常生活における活動性，有害事象，常軌を逸脱した薬物摂取行動についての評価を定期的に行う必要がある．また，オピオイド鎮痛薬の精神依存の発症を判定する最善の方法は，精神依存の特徴である4つのCについて確認作業を行うことである[2]．すなわち，オピオイド鎮痛薬の渇望，常軌を逸した使用，使用への強迫観念，薬害の存在を知りつつも使用を続けることについて継続的に注意深く観察することが重要である．

1）オピオイド鎮痛薬の渇望[3]

渇望は，神経不安，不安または無快感症（快感喪失）などの退薬症候に由来する否定的感情の回避を目指した心理的反応として捉えるべきである．患者は，退薬症候に伴い発生する悪い予感を未然に防ぐために，薬物を入手せざるを得ないと感じていることが多い．

2）オピオイド鎮痛薬の常軌を逸した使用[4]

当初，薬物の使用は制御下にあり，処方どおりに使用されていたと考えられるが，精神依存が発現すると制御は損なわれ，最終的に患者は薬物使用を制御できなくなる．自身で薬物を増量して早期に薬物を使い切ると，退薬症候を予防するために再診を早め，時には複数の医療機関を受診して処方を求めるようになる．

3）オピオイド鎮痛薬使用への強迫観念[5]

精神依存における薬物使用の強迫的側面は，嗜癖薬物による側坐核中のドパミンの反復的な非適応放出によるものと考えられる．衝動強迫は，常に薬物のことを考えている患者でみられる可能性があり，患者は薬物を使用するしかないと感

オピオイド鎮痛薬の適正使用
と治療効果の指標（4A）
①鎮痛
Analgesia
②日常生活における活動性
Activities of daily living
③有害事象
Adverse events
④常軌を逸脱した薬物摂取行動
Aberrant drug-taking behaviors

精神依存の特徴（4C）
①オピオイド鎮痛薬の渇望
Craving for the drug
②常軌を逸した使用
Control over drug use impaired
③使用への強迫観念
Compulsive use of a drug
④薬害の存在を知りつつも使用を続けること
Continued use of a drug despite harm

表 19　オピオイド鎮痛薬の不適切使用の早期発見のための危険徴候 （文献 7 より筆者訳）

軽微な徴候	重篤な徴候
・高用量のオピオイド鎮痛薬処方への欲求 ・激しい疼痛がないにもかかわらず薬物を貯める ・特定の薬物の処方希望 ・他の医療機関からの同様の薬物の入手 ・許容を超える用量へ増量 ・痛み以外の症状の緩解のための不正使用 ・処方医の予測に反した薬物の精神効果の出現	・処方箋の転売 ・処方箋の偽造 ・他人からの薬物の入手 ・経口剤の注射のための液状化 ・医療機関以外からの処方薬物の入手 ・紛失のエピソードの多発 ・不法薬物の同時使用 ・指導があるにもかかわらず，度重なる内服薬の加量 ・風貌の変化

じ，そのために止むを得ず薬物を使用し，薬物を入手するためにはあらゆることを行う場合もある．

4）薬害の存在を知りつつも使用を続けること[6]

　患者は制御されていない薬物使用が問題を引き起こしていることを頻繁に認識するが，自分では薬物使用の制御も中止も不可能であることを自覚する．有害であるにもかかわらず，自分には痛みがあり，薬物を使用する必要があると訴えることが少なくない．家族もしくは医師が患者とこのことについて話し合おうとすると，患者は否定を繰り返すなどの傾向を示す．

　その他にも様々な研究や経験からオピオイド鎮痛薬の不適切使用の早期発見のために有用な危険徴候が報告されており，表 19 にまとめて示す[7]．

　これらの所見により不適切使用が疑わしい場合，オピオイド鎮痛薬の使用障害の確定診断は，2022 年に米国精神医学会が公表した DSM-5-TR のオピオイド使用症の診断基準によって行う（表 20）[8]．

　海外ではオピオイド鎮痛薬の使用障害の早期発見の目的で，オピオイド鎮痛薬による治療を開始した後に，いくつかのスクリーニングツールが実臨床で使用されている．患者による主観的評価ツールには，COMM と PMQ などがある[9,10]．COMM は，過去 30 日間の薬物使用についての考えや行動についての 17 の質問項目からなる比較的簡便なツールである．PMQ は，26 項目の質問票であり，自然な言葉を用いて患者からの率直な反応が得られるように工夫されている．

　また，医療者による客観的評価ツールには，PDUQ と POMI などがある[11,12]．PDUQ は，42 項目の質問から構成されており，痛みの状態，オピオイド鎮痛薬の使用，家族歴，精神的な問題についての情報を収集するようになっている．POMI は，オキシコドンの乱用を評価するために作成されたツールで，薬物の使用や渇望の状況について 8 項目からなる調査票である．オピオイド鎮痛薬全般に対して不適切使用の検出感度に優れている．

　これらは文化や社会環境の違いがあるため，日本においてそのままの形で使用することには無理がある．しかし，スクリーニングツールを使用することでオピ

オピオイド鎮痛薬の使用障害
OUD：opioid use disorder
重大なオピオイド関連の問題にも関わらず，患者がそのオピオイドを使用し続けていることを示唆する認知的，行動的，および生理学的症状．
※ DSM-5-TR 日本語版では「オピオイド使用症」の用語が使用されている．

精神疾患の診断・統計マニュアル（DSM-5-TR）
The Diagnostic and Statistical Manual of Mental Disorders, Fifth Edition, Text Revision

COMM：Current Opioid Misuse Measure

PMQ：Pain Medication Questionnaire

PDUQ：Prescription Drug Use Questionnaire

POMI：Prescription Opioid Misuse Index

表20　DSM-5-TR　オピオイド使用症の診断基準

（日本精神神経学会（日本語版用語監修），髙橋三郎・大野　裕（監訳）：DSM-5-TR 精神疾患の診断・統計マニュアル．p590-591，医学書院，2023）

> オピオイドの問題となる使用様式で，臨床的に意味のある障害や苦痛を生じ，以下のうち少なくとも2つが，12ヵ月以内に起こることにより示される
>
> 1. オピオイドを意図していたよりもしばしば大量に，または長期間にわたって使用する
> 2. オピオイドの使用を減量または制限することに対する，持続的な欲求または努力の不成功がある
> 3. オピオイドを得るために必要な活動，その使用，またはその作用から回復するのに多くの時間が費やされる
> 4. 渇望，つまりオピオイド使用への強い欲求，または衝動
> 5. オピオイドの反復的な使用の結果，職場，学校，または家庭における重要な役割の責任を果たすことができなくなる
> 6. オピオイドの作用により，持続的，または反復的に社会的，対人的問題が起こり，悪化しているにもかかわらず，その使用を続ける
> 7. オピオイドの使用のために，重要な社会的，職業的，または娯楽的活動を放棄，または縮小している
> 8. 身体的に危険な状況においてもオピオイドの使用を反復する
> 9. 身体的または精神的問題が，持続的または反復的に起こり，悪化しているらしいと知っているにもかかわらず，オピオイドの使用を続ける
> 10. 耐性，以下のいずれかによって定義されるもの：
>   - (a) 中毒または期待する効果に達するために，著しく増大したオピオイドが必要
>   - (b) 同じ量のオピオイドの持続使用で効果が著しく減弱
>   - 注：この基準は，適切な医学的管理下でのみオピオイドが使用されている人を満たすことは考慮されていない
> 11. 離脱，以下のいずれかによって明らかとなるもの：
>   - (a) 特徴的なオピオイド離脱症候群がある
>   - (b) 離脱症状を軽減または回避するために，オピオイド（または密接に関連した物質）を摂取する
>   - 注：この基準は，適切な医学的管理下でのみオピオイドが使用されている人を満たすことは考慮されていない
>
> 重症度：軽度：2～3項目の症状が存在する
> 　　　　中等度：4～5項目の症状が存在する
> 　　　　重度：6項目以上の症状が存在する

オイド鎮痛薬の精神依存の発症を回避できる可能性がある．今後，修正と検証を重ねることで，本邦でも簡易で精度の高いスクリーニングツールが使用可能となることが期待される．

参考文献

1) Passik SD et al：Managing chronic nonmalignant pain：overcoming obstacles to the use of opioids. Adv Ther 17：70-83, 2000
2) American Academy of Pain Medicine, the American Pain Society and the American Society of Addition Medicine：Definitions related to the use of

opioids for the treatment of pain. WMJ 100：28-29, 2001
3) Di Chiara G：A motivational learning hypothesis of the role of mesolimbic dopamine in compulsive drug use. J Psychopharmacol 12：54-67, 1998
4) Witkiewitz K et al：Mindfulness-based relapse prevention for substance craving. Addict Behav 38：1563-1571, 2013
5) Weiss F：Neurobiology of craving, conditioned reward and relapse. Curr Opin Pharmacol 5：9-19, 2005
6) Wasan AD et al：Does report of craving opioid medication predict aberrant drug behavior among chronic pain patients? Clin J Pain 25：193-198, 2009
7) Passik SD et al：Pain clinicians' rankings of aberrant drug-taking behaviors. J Pain Palliat Care Pharmacother 16：39-49, 2002
8) 髙橋三郎・大野　裕 監訳：16 物質関連症及び嗜癖症群．日本精神神経学会（日本語版用語監修），DSM-5-TR™ 精神疾患の診断・統計マニュアル，医学書院，590-591，2023
9) Butler SF et al：Development and validation of the current opioid misuse measure. Pain 130：144-156, 2007
10) Adams LL et al：Development of a self-report screening instrument for assessing potential opioid medication misuse in chronic pain patients. J Pain Symptom Manage 27：440-459, 2004
11) Compton P et al：Screening for addiction in patients with chronic pain and "problematic" substance use：evaluation of a pilot assessment tool. J Pain Symptom Manage 16：355-363, 1998
12) Knisely JS et al：Prescription opioid misuse index：a brief questionnaire to assess misuse. J Subst Abuse Treat 35：380-386, 2008

CQ7-7：オピオイド鎮痛薬の不適切使用に陥った患者への対処は？

---------------------- **Summary Statement** -----------------------------

　オピオイド鎮痛薬の不適切使用が疑われる場合には，不適切使用がどの程度深刻なのかを把握し，その程度に合わせた対処を開始する．本邦では，オピオイドの精神依存に対する専門的な治療体制は整備されていないため，予防と早期の対処を徹底し，深刻な状態に悪化させないことが重要である．

---------------------- **解　　説** -----------------------------

　オピオイド鎮痛薬による治療を開始した患者に対しては，適正使用について継続的にモニタリングを行い，不適切使用が疑われた場合は，速やかに対処する必要がある．不適切使用に対する対処を表 21 に示す[1]．不適切使用の程度を判断し，程度に応じた適切な対処を行うことが重要である．以下に不適切使用の程度ごとの対処を示す．

1) 患者が不適切使用の初期段階である場合（例えば誤用）

　患者を適切な管理状態に戻すためには，患者観察の強化，オピオイド鎮痛薬の適正使用に関する教育（患者のみならず家族に対しても）などを積極的に行う．

表21　オピオイド鎮痛薬の不適切使用が疑われた患者への対処（文献1より筆者訳）

- 頻繁な処方をする（毎日，隔日，1週間に2回程度）
- 定期的に尿検査を行う（月に1〜4回）＊
- 錠剤もしくは貼付剤の数を診察ごとに確認する
- 徐放製剤へ変更する
- 非経口的使用および短時間作用型製剤の使用を回避する
- 患者が不適切使用に陥っているオピオイド鎮痛薬の使用は避ける
- 投与量の漸減を試みる

＊本邦では一般的ではなく，施行も困難である.

2）オピオイド鎮痛薬の乱用が疑われた場合

　乱用が好まれにくい（あるいは乱用防止機能のある）オピオイド鎮痛薬への変更，オピオイド鎮痛薬の残余管理，1回の診察でのオピオイド鎮痛薬の処方量の制限，再診までの期間の短縮（1〜2週間程度），場合によっては（患者本人ではなく）家族によるオピオイド鎮痛薬の管理，同意書の再確認等を行い，薬物アドヒアランスの改善に努める. 特に，同意書の再確認の作業が重要である. 非がん性慢性疼痛に対するオピオイド鎮痛薬による治療の目的，治療開始時の目標，使用が痛みの緩和および QOL や ADL の向上のみに限定されること，使用方法（投与量，投与方法等）は処方医に決定権があることなどを明確にする. 誤用，乱用が続くようであれば，オピオイド鎮痛薬による治療の中止を検討することも患者に説明する必要がある.

3）オピオイド鎮痛薬の精神依存が疑われた場合

　診断に精通した専門家に相談する必要がある. 偽依存（単に痛みの緩和が不十分である状態）との鑑別，精神依存の深刻度，精神依存の背景にある心理社会的要因の存在，精神疾患の合併など，様々なことを検討し，包括的な対応をしていかなければならない. 単にオピオイド鎮痛薬による治療から離脱するという考え方で対応すると，医師−患者および家族間の信頼関係が損なわれる可能性がある. また，急激な離脱は退薬症候や痛みの管理の悪化を助長しかねないため，避けなければならない.

　オピオイド鎮痛薬の退薬症候は，身体症状と精神症状の両方が出現する最悪の事態であり，オピオイド鎮痛薬の離脱を阻む大きな要因となっている[2]. 米国では，オピオイド鎮痛薬による依存治療の専門的な医師や医療機関が整備されており，中等度から重度のオピオイド鎮痛薬の精神依存患者に対して，専門的な治療を提供することが，米国疾病管理予防センター（CDC）の「非がん性慢性疼痛に対するオピオイド鎮痛薬処方に関するガイドライン」で推奨されている[3]. 米国食品医薬品局（FDA）はブプレノルフィン，メサドン[注1]，ナルトレキソンをオピオイド鎮痛薬依存の治療薬として承認している. なかでもブプレノルフィンの有効性が評価されており，ブプレノルフィン投与についてのガイドラインを作成し，治療へのアクセス拡大を推進している[4].

生活の質
QOL：quality of life

日常生活動作
ADL：activities of daily living

米国疾病管理予防センター
CDC：Centers for Disease Control and Prevention

米国食品医薬品局
FDA：Food and Drug Administration

注1：メサドンは本邦において非がん性慢性疼痛に保険適用外.

　しかし，日本ではオピオイド鎮痛薬による依存症治療を専門的に行う医師や医療機関がほとんど存在しない．したがって，オピオイド鎮痛薬の不適切使用を早期発見し，精神依存に至らないようにすることが重要である．CDC のガイドライン[3]でも推奨されているように，非がん性慢性疼痛に対して心理療法や運動療法といった非薬物療法，ガバペンチノイドなどの非オピオイド鎮痛薬による薬物療法の適応を積極的に考慮すべきである．

　また，公衆衛生的な視点から，最近では，オピオイド鎮痛薬の不適切使用に対してハームリダクションの考え方が提唱されている．ハームリダクションは欧米やカナダで取り入れられている方法であり，必ずしもオピオイド鎮痛薬を減量・中止するのではなく，健康・社会・経済的なダメージを減らすことを目的とした施策のことである．オピオイドの離脱ではなく害の少ないオピオイド鎮痛薬による代替療法，オピオイドの過量投与による呼吸抑制に対するナロキソンの普及，オピオイド鎮痛薬処方の監視体制の強化，処方医と患者の教育の強化，オピオイド鎮痛薬の適正使用に関するガイドラインの作成，乱用防止製剤の普及，オピオイド鎮痛薬を大量に処方する医師の規制などにより，オピオイド鎮痛薬による害を減らすという考え方である[5]．

参考文献

1) Kahan M et al：Misuse of and dependence on opioids：study of chronic pain patients. Can Fam Physician 52：1081–1087, 2006
2) Frank JW et al：Patients' perspectives on tapering of chronic opioid therapy：A qualitative study. Pain Med 17：1838–1847, 2016
3) Dowell D et al：CDC guideline for prescribing opioids for chronic pain--United States, 2016. JAMA 315：1624–1645, 2016
4) Office of the Secretary, Department of Health and Human Services：Practice guidelines for the administration of buprenorphine for treating opioid use disorder. https://www.govinfo.gov/content/pkg/FR-2021-04-28/pdf/2021-08961.pdf（2024 年 2 月閲覧）
5) Yeo Y et al：The public health approach to the worsening opioid crisis in the United States calls for harm reduction strategies to mitigate the harm from opioid addiction and overdose deaths. Mil Med 187：244–247, 2022

CQ7-8：オピオイド鎮痛薬の過量投与（呼吸抑制）とその対応は？

-------------------- Summary Statement --------------------

　オピオイド鎮痛薬の過量投与とは，中毒量のオピオイド鎮痛薬を短時間で摂取することで，急激な血中濃度上昇を認めるものである．三大徴候として縮瞳（針先大瞳孔），意識混濁，呼吸抑制がある[1]．呼吸抑制から呼吸停止となると，死に至る．

　オピオイド鎮痛薬の過量投与と判断した場合は，まずモニター装着，酸素投与，静脈路確保を行ったうえで，μオピオイド受容体拮抗薬であるナロキソン塩酸塩

二次心肺蘇生法
ACLS : advanced cardiovas-
cular life support

を投与する．通常成人では 1 回 0.2 mg を静脈内注射する．効果不十分の場合は数分間隔で 0.2 mg を追加投与する．重篤な症状を認めた際には，二次心肺蘇生法（ACLS）を優先する．

---------------------- 解　　説 --

　オピオイド鎮痛薬の過量投与の症状は，上記三大徴候のほかに，紅潮，いびき，チアノーゼ，ミオクローヌス，興奮，錯乱，幻覚，悪夢，血圧低下，昏睡，徐脈，痙攣，低体温などがある．

　呼吸抑制は，オピオイド鎮痛薬が延髄の呼吸中枢に作用し，用量依存的に呼吸抑制を起こし，無呼吸となるが，過量投与の場合は無呼吸から呼吸停止となる[2]．

　ナロキソン塩酸塩静注薬は，投与 5〜15 分で効果のピークに達し，30 分を超えるとその効果は徐々に減弱する．半減期は約 60 分である．過量投与したオピオイド鎮痛薬の半減期の方が長い場合は，ナロキソン塩酸塩の効果減弱とともに再度オピオイド鎮痛薬の過量投与の症状が出現してくるため，患者を継続的に観察し，必要な場合はナロキソン塩酸塩を追加投与する[3]．

　　参考文献
　1) World Health Organization : Opioid overdose. https://www.who.int/news-room/fact-sheets/detail/opioid-overdose（2024 年 2 月閲覧）
　2) Inturrisi CE et al : Opioid Analgesics. Ballantyne JC et al eds, Bonica's Management of Pain 5th edition, Wolters Kluwer, 1333–1351, 2019
　3) アルフレッサ ファーマ：ナロキソン塩酸塩静注 0.2 mg 添付文書，2021

Ⅷ. オピオイド鎮痛薬による治療の適応疾患

CQ8-1： オピオイド鎮痛薬による治療は慢性腰痛に対して有効か？

CQ8-2： オピオイド鎮痛薬による治療は変形性関節症に対して有効か？

CQ8-3： オピオイド鎮痛薬による治療は圧迫骨折の痛みに対して有効か？

CQ8-4： オピオイド鎮痛薬による治療は帯状疱疹関連痛に対して有効か？

CQ8-4-1：トラマドールは帯状疱疹後神経痛に対して有効か？

CQ8-4-2：強オピオイド鎮痛薬は帯状疱疹後神経痛に対して有効か？

CQ8-5： オピオイド鎮痛薬による治療は
有痛性糖尿病性神経障害に対して有効か？

CQ8-6： オピオイド鎮痛薬による治療は慢性術後痛に対して有効か？

CQ8-7： オピオイド鎮痛薬による治療は脊髄損傷後疼痛に対して有効か？

CQ8-8： オピオイド鎮痛薬による治療は幻肢痛に対して有効か？

CQ8-9： オピオイド鎮痛薬による治療は
複合性局所疼痛症候群の痛みに対して有効か？

CQ8-10： オピオイド鎮痛薬による治療は視床痛に対して有効か？

CQ8-11： オピオイド鎮痛薬による治療は
化学療法誘発性末梢神経障害の痛みに対して有効か？

CQ8-12： 原則としてオピオイド鎮痛薬が推奨されない病態は？

Ⅷ. オピオイド鎮痛薬による治療の適応疾患

> ### CQ8-1：オピオイド鎮痛薬による治療は慢性腰痛に対して有効か？

推奨：慢性腰痛に対しては非侵襲的治療が推奨されているが，オピオイド鎮痛薬以外の薬剤が無効または禁忌で，強い痛みを訴える慢性疼痛患者には，オピオイド鎮痛薬の使用の検討を弱く推奨する．【2C】

-------------------------- Summary Statement --------------------------

オピオイド鎮痛薬は慢性腰痛に対して短期的な鎮痛効果，運動機能改善効果を認めるが，長期的な使用を支持するエビデンスはない．しかし，他の治療法に反応しない場合には検討されるべきである．

-------------------------- 解　　説 --------------------------

無作為化比較試験，ランダム化比較試験
RCT：randomized controlled trial

日常生活動作
ADL：activities of daily living

慢性腰痛に対するオピオイド鎮痛薬の効果を検討した複数のRCTでは，短期的な有効性は示されているが，長期的な安全性は不明であり，依存・乱用のリスクが高いオピオイド鎮痛薬の治療は，慎重に行うべきできある．

慢性腰痛に対するオピオイド鎮痛薬の有効性を検討したシステマティックレビュー[1]では，短期～中期的な痛みの軽減は得られるが効果は小さく，ADL改善への影響はないとしている．また，採用された研究の多くで副作用や効果不足を理由に半数以上の患者が治療を中断していることを指摘している．以上から慢性腰痛に対する長期的なオピオイド鎮痛薬の使用を支持するエビデンスはないと結論づけている．一方，非侵襲的治療やオピオイドフリーの内服治療には限界があり，痛みで苦しんでいる患者がいることが指摘されている[2]．慢性腰痛に対しては非侵襲的治療[3]が推奨されているが，コントロール困難な場合にはオピオイド鎮痛薬の使用を含めた治療の強化を検討する必要がある．

参考文献

1) Abdel Shaheed C et al：Efficacy, tolerability, and dose-dependent effects of opioid analgesics for low back pain：A systematic review and meta-analysis. JAMA Intern Med 176：958-968, 2016
2) Gudin J et al：Are opioids needed to treat chronic low back pain? A review of treatment options and analgesics in development. J Pain Res 13：1007-1022, 2020
3) Qaseem A et al：Noninvasive treatments for acute, subacute, and chronic low back pain：A clinical practice guideline from the American College of Physicians. Ann Intern Med 166：514-530, 2017

> **CQ8-2：オピオイド鎮痛薬による治療は変形性関節症に対して有効か？**

推奨：オピオイド鎮痛薬以外の薬剤が無効または禁忌で，強い痛みを訴える変形性関節症（OA）の患者には，弱オピオイド鎮痛薬の使用を弱く推奨する．【2B】

------------------------------ Summary Statement ------------------------------

オピオイド鎮痛薬以外の薬剤が無効または禁忌で，強い痛みを訴える変形性関節症の患者には，弱オピオイド鎮痛薬を考慮してもよい．弱オピオイド鎮痛薬の使用は鎮痛効果と QOL の向上が得られる場合もあるが，有害事象の発生は頻度が多く厳重な注意を要する．一方で，強オピオイド鎮痛薬については，安易に用いるべきではない．外科的療法を含め，それ以外の治療法を十分に検討したうえで，副作用を上回る有用性が期待できる場合に限り使用を検討すべきであり，使用前には治療目標を患者に教育し，副作用の危険性についても十分に説明することが求められる．

----------------------- 解　　説 -----------------------

Cochrane システマティックレビューでは OA に関して，2014 年に計 8,275 人の患者を対象とした 22 の研究をレビューし，オピオイド鎮痛薬の効果に関する検討を行っている[1]．そのなかで，経口オキシコドンは 10 試験，経皮ブプレノルフィンと経口タペンタドール[注1] は 4 試験，経口コデインは 3 試験，経口モルヒネと経口オキシモルフォンは 2 試験，経皮フェンタニルと経口ヒドロモルフォン[注1] はそれぞれ 1 試験で二重盲検比較試験の報告が採用されている．結果としてオピオイド鎮痛薬は，対照群よりも痛みの軽減に有益であり，身体機能の改善効果も認められた．しかしながら，有害事象の発症が非常に多く，重篤な有害事象や退薬症候を認めたため，使用に関しては厳重注意が必要と結論されている．

日本国内で最も幅広く薬物療法を含めた集学的な OA に関してまとめられた 2023 年の日本整形外科学会の「変形性膝関節症診療ガイドライン」[2]では，膝 OA の慢性疼痛に対し適応のある弱オピオイド鎮痛薬としてトラマドールとトラマドール・アセトアミノフェンの合剤は，非オピオイド鎮痛薬の無効な慢性疼痛に対して，鎮痛，機能改善，ADL 改善に効果が期待できるとして弱く推奨している．一方，ブプレノルフィン貼付剤や医療用麻薬である速放性製剤のモルヒネ塩酸塩末および錠剤，先発のフェンタニル貼付剤，オキシコドン先発徐放性製剤（改変防止剤）も慢性疼痛に使用可能であるが，有害事象の発現のリスクが高く推奨されていない．

また変形性腰椎症を含めた慢性腰痛に関するガイドラインとして，日本整形外科学会・日本腰痛学会が「腰痛診療ガイドライン」を 2019 年に改訂している[3]．慢性腰痛に対しての弱オピオイド鎮痛薬としてトラマドール（7 つのメタアナリシス中，4 研究で痛みの改善に関して有効性あり），ブプレノルフィン（3 つのメタアナリシスで痛みの改善に関して有効性あり）に関して高いエビデンスがあるとされた反面，強オピオイド鎮痛薬に関しては，痛みおよび機能改善に短期的に

変形性関節症
OA：osteoarthritis
関節表面を覆う関節軟骨への機械的刺激による軟骨の変性・磨耗，また滑膜の炎症，関節周囲の骨軟骨の増殖性変化，神経線維の増生により痛みの過敏化が生じる．荷重関節に多く発生するが，全身のどの関節にも生じうる．

生活の質
QOL：quality of life

注1：タペンタドールとヒドロモルフォンは本邦において非がん性慢性疼痛には保険適用外．

日常生活動作
ADL：activities of daily living

有効であるエビデンスは存在するとしつつも，長期使用により強オピオイド鎮痛薬の過量摂取や依存が生じることがある，と評価している．そのため，まずは強オピオイド鎮痛薬以外の治療法を検討し，強オピオイド鎮痛薬を使用しなくてはならないだけの器質的疾患が存在し，副作用を上回る有用性が期待できることを条件にはじめて使用を検討すべきであるとしている．使用前には治療目標を患者に教育し，副作用の危険性についても十分に説明することが求められる．

参考文献

1) da Costa BR et al：Oral or transdermal opioids for osteoarthritis of the knee or hip. Cochrane Database Syst Rev CD003115, 2014
2) 日本整形外科学会変形性膝関節症診療ガイドライン策定委員会：変形性膝関節症の管理に関する OARSI OARSI によるエビデンスに基づくエキスパートコンセンサスガイドライン（日本整形外科学会変形性膝関節症診療ガイドライン策定委員会による適合化終了版）．https://www.jstage.jst.go.jp/article/naika/106/1/106_75/_pdf/-char/ja（2024 年 2 月閲覧）
3) 日本整形外科学会診療ガイドライン委員会/腰痛診療ガイドライン策定委員会 編：腰痛診療ガイドライン 2019 改訂第 2 版，南江堂，2019

> **CQ8-3：オピオイド鎮痛薬による治療は圧迫骨折の痛みに対して有効か？**

---------------------- Summary Statement ----------------------

圧迫骨折に対するオピオイド鎮痛薬の使用に関してのエビデンスは不足している．急性期疼痛に対する短期的処方が行われているがその根拠には乏しい．

------------------------ 解　　説 ------------------------

椎体圧迫骨折に由来する痛みは，骨折とともに軽快する急性疼痛と骨折治癒が遷延した場合や脊柱変形による慢性疼痛がある．椎体圧迫骨折による痛みに対する非侵襲的治療に関する 6 つのシステマティックレビューを統合したレビュー[1]によれば，内服治療（非オピオイド鎮痛薬，オピオイド鎮痛薬）の有効性に対する決定的なエビデンスがないとしている．1 つの RCT では，オキシコドンとプラセボ，タペンタドール[注2]とプラセボ間で 72 時間後の痛みに有意差は認められなかったが，この試験は検出力が弱く，登録が不十分だったため早期に打ち切られたとされている．女性に限定した別の RCT では，トラマドール 100 mg/日とジクロフェナク 75 mg/日と漢方薬の比較において 1 週間後，4 週間後でトラマドール，ジクロフェナクは漢方薬よりも鎮痛効果を示した．強オピオイド鎮痛薬（オキシコドン，タペンタドール[注2]）は椎体圧迫骨折の短期的な疼痛緩和には有効であることが示されていないとされている．以上より，椎体圧迫骨折の痛みに対する内服治療のエビデンスは不足している．

無作為化比較試験，ランダム化比較試験
RCT：randomized controlled trial

注 2：タペンタドールは本邦において非がん性慢性疼痛には保険適用外．

参考文献

1) Ameis A et al：The global spine care initiative：a review of reviews and

recommendations for the non-invasive management of acute osteoporotic vertebral compression fracture pain in low- and middle-income communities. Eur Spine J 27：861-869, 2018

CQ8-4：オピオイド鎮痛薬による治療は帯状疱疹関連痛に対して有効か？

推奨：オピオイド鎮痛薬を帯状疱疹関連痛に対して使用することを弱く推奨する．【2D】

------------------------ **Summary Statement** ------------------------

帯状疱疹関連痛には，主に炎症性疼痛である急性痛と慢性期の神経障害性疼痛である帯状疱疹後神経痛（PHN）が含まれる[1,2]．

オピオイド鎮痛薬は帯状疱疹関連痛に対して一定の有効性はあるものの，長期的な有効性や有害性に関しては実証されていない部分が多く，今後の質の高いRCT が望まれる．

CQ8-4-1：トラマドールは帯状疱疹後神経痛に対して有効か？

推奨：トラマドールを帯状疱疹後神経痛（PHN）に対して使用することを弱く推奨する．【2C】

------------------------ **Summary Statement** ------------------------

トラマドールはPHN に対して有用である可能性がある．エビデンスとして弱いが使用が否定されるわけではない．

------------------------ **解　　説** ------------------------

トラマドールのPHN に対する効果については，「慢性疼痛診療ガイドライン」[3]において 1 つの RCT が採用されている．6 週間のトラマドール投与（用量 100～400 mg/日）により，プラセボ群と比較して 50％以上痛みが軽減した患者が多かった（RR 1.37，NNT 4.8）[4]．また，2017 年の Cochrane システマティックレビュー[5]は 438 人の参加者を対象とした 6 つのランダム化二重盲検試験を検証している．トラマドールは，100～400 mg/日で使用された．対象はがん治療関連痛，帯状疱疹後神経痛，末梢糖尿病性神経障害，脊髄損傷等による神経障害性疼痛の患者であった．観察期間の最長 6 週間で，トラマドールで少なくとも 50％の痛みが軽減した患者は 70/132（53％）に対し，プラセボで鎮痛効果があった患者は 40/133（30％）であった．RR は 2.2，NNT は 4.4 と報告されている．いずれの報告にしても様々な種類の疾患が含まれ，観察期間も短いという点からエビデンスの質としては不十分と結論されている[5]．

無作為化比較試験，ランダム化比較試験
RCT：randomized controlled trial

帯状疱疹後神経痛
PHN：postherpetic neuralgia

治療必要数
NNT：number needed to treat
望ましい治療効果の患者を 1 人得るために必要な人数．

リスク比
RR：risk ratio

帯状疱疹後神経痛
PHN：postherpetic neuralgia

> **CQ8-4-2：強オピオイド鎮痛薬は帯状疱疹後神経痛に対して有効か？**

推奨：強オピオイド鎮痛薬を帯状疱疹後神経痛（PHN）に対して使用することを弱く推奨する．【2D】

無作為化比較試験，ランダム化比較試験
RCT：randomized controlled trial

------------------------- **Summary Statement** -------------------------

　強オピオイド鎮痛薬は PHN に対して短期的な使用においては有用である可能性があるが規模の大きくない短期的な RCT しか存在せず，長期的な有用性および有害性については明らかになっていない．

------------------------- **解　　説** -------------------------

　本邦の「神経障害性疼痛薬物療法ガイドライン 改訂第 2 版」において神経障害性疼痛に対する強オピオイド鎮痛薬は長期的な効果と安全性に関するエビデンスの欠如から，第三選択薬となっている[6]．

数値評価スケール
NRS：numerical rating scale

　モルヒネに関しては RCT が存在するが，PHN 患者 76 名を対象とした 8 週間の RCT においてプラセボと比較してモルヒネ塩酸塩内服群では有意に数値評価スケール（NRS）は低下した（1.4 vs 0.2）．しかしモルヒネ塩酸塩服用群では 66 名中 48 名に有害事象の発生が生じたと報告している（プラセボ群 56 名中 10 名）[7]．オキシコドンに関しては 50 人の患者における RCT が存在し，プラセボと比較して，オキシコドン（45 ± 17 mg/日）は NRS 低下（$2.9 +/- 1.2$ 対 $1.8 +/- 1.1$，p＝0.0001）およびアロディニアの緩和が得られたとされているが，あくまでも 4 週間の継続投与の結果のため，長期使用に関しての問題は不明である．

参考文献

1) Johnson RW et al：The impact of herpes zoster and post-herpetic neuralgia on quality-of-life. BMC Med 8：37, 2010
2) Johnson RW et al：Herpes zoster epidemiology, management, and disease and economic burden in Europe：a multidisciplinary perspective. Ther Adv Vaccines 3：109-120, 2015
3) 慢性疼痛診療ガイドライン作成ワーキンググループ 編：慢性疼痛診療ガイドライン，真興交易医書出版部，2021
4) Boureau F et al：Tramadol in post-herpetic neuralgia：a randomized, double-blind, placebo-controlled trial. Pain 104：323-331, 2003
5) Duehmke RM et al：Tramadol for neuropathic pain in adults. Cochrane Database Syst Rev 6：CD003726, 2017
6) 日本ペインクリニック学会神経障害性疼痛薬物療法ガイドライン改訂版作成ワーキンググループ 編：神経障害性疼痛薬物療法ガイドライン 改訂第 2 版，真興交易医書出版部，2016
7) Raja SN et al：Opioids versus antidepressants in postherpetic neuralgia：a randomized, placebo-controlled trial. Neurology 59：1015-1021, 2002

> **CQ8-5：オピオイド鎮痛薬による治療は有痛性糖尿病性神経障害に対して有効か？**

推奨：トラマドールを有痛性糖尿病性神経障害（PDN）に対して使用することを弱く推奨する．【2D】

有痛性糖尿病性神経障害
PDN：painful diabetic neuropathy

---------------------- **Summary Statement** ----------------------

　PDN に対する薬物療法には，プレガバリン，ミロガバリン，三環形抗うつ薬，デュロキセチン，アルドース還元酵素阻害薬，メキシレチン，トラマドールが推奨される．糖尿病自体の治療も並行して行う必要がある．トラマドール以外のオピオイド鎮痛薬の使用においては，近年はオキシコドン徐放性製剤の RCT が存在するが，長期使用に伴う有益性・有害性に関する十分なエビデンスは存在せず，使用に関しては痛みの専門家による慎重な検討を必要とする．

無作為化比較試験，ランダム化比較試験
RCT：randomized controlled trial

---------------------- **解　　説** ----------------------

　糖尿病に伴う神経障害には，単神経障害，多神経障害，知覚神経障害，運動神経障害，自律神経障害が含まれる．日本糖尿病学会発行の「糖尿病診療ガイドライン 2019」には神経障害の種類ごとに詳細な記載があり，診断および治療について推奨が示されている[1]．アルドース還元酵素阻害薬であるエパルレスタットは，糖尿病（性）神経障害の進行抑制効果を得られる場合がある．軽症の PDN は血糖コントロールと生活習慣の改善で軽快する場合がある．中等症以上の場合は，第一選択薬として，三環形抗うつ薬[2]，プレガバリン[3,4]，デュロキセチン[5,6]が挙げられている．また，ミロガバリンについても効果が確認されつつある[7]．抗不整脈薬のメキシレチンに関しては，本邦では適応承認されているが，メタアナリシスによる海外のレビューでは有効性が確認されなかったとする報告もある[8]．トラマドールに関しては RCT で鎮痛効果が確認されており[9,10]，トラマドール徐放錠 200〜400 mg/日，4 週間の観察でプラセボ群よりもトラマドールの方が痛み，アロディニア，違和感について軽減されたとする報告がある．この報告では，疼痛スコアを半減できる NNT は 4.3 と報告されている[9]．また，トラマドール・アセトアミノフェン配合錠についても疼痛緩和効果が確認され，近年，保険適用が追加承認された[11]．しかし長期的効果については未だ明らかになっていない点に注意を要する．これらの処方を検討したのちに，鎮痛効果が未だ不十分であった場合，オキシコドン徐放性製剤が検討されることがある．オキシコドン徐放性製剤は有意に疼痛スコアと QOL を改善したという RCT が存在するが[12]あくまでも 4 週間の結果であり，有益性・有害性に関する今後のさらなる検討が待たれる．

治療必要数
NNT：number needed to treat
望ましい治療効果の患者を 1 人得るために必要な人数．

生活の質
QOL：quality of life

参考文献
　1）日本糖尿病学会 編・著：糖尿病診療ガイドライン，南江堂，169-181，2019
　2）Max MB et al：Amitriptyline relieves diabetic neuropathy pain in patients with normal or depressed mood. Neurology 37：589-596，1987

3) Freeman R et al：Efficacy, safety, and tolerability of pregabalin treatment for painful diabetic peripheral neuropathy：findings from seven randomized, controlled trials across a range of doses. Diabetes Care 31：1448-1454, 2008

4) Satoh J et al：Efficacy and safety evaluation of pregabalin treatment over 52 weeks in patients with diabetic neuropathic pain extended after a double-blind placebo-controlled trial. J Diabetes Investig 2：457-463, 2011

5) Boyle J et al：Randomized, placebo-controlled comparison of amitriptyline, duloxetine, and pregabalin in patients with chronic diabetic peripheral neuropathic pain：impact on pain, polysomnographic sleep, daytime functioning, and quality of life. Diabetes Care 35：2451-2458, 2012

6) Yasuda H et al：Superiority of duloxetine to placebo in improving diabetic neuropathic pain：Results of a randomized controlled trial in Japan. J Diabetes Investig 2：132-139, 2011

7) Baba M et al：Mirogabalin for the treatment of diabetic peripheral neuropathic pain：A randomized, double-blind, placebo-controlled phase Ⅲ study in Asian patients. J Diabetes Investig 10：1299-1306, 2019

8) McQuay H et al：Anticonvulsant drugs for management of pain：a systematic review. BMJ 311：1047-1052, 1995

9) Sindrup SH et al：Tramadol relieves pain and allodynia in polyneuropathy：a randomised, double-blind, controlled trial. Pain 83：85-90, 1999

10) Harati Y et al：Double-blind randomized trial of tramadol for the treatment of the pain of diabetic neuropathy. Neurology 50：1842-1846, 1998

11) Freeman R et al：Randomized study of tramadol/acetaminophen versus placebo in painful diabetic peripheral neuropathy. Curr Med Res Opin 23：147-161, 2007

12) Naruge D et al：Tramadol/acetaminophen combination tablets in cancer patients with chemotherapy-induced peripheral neuropathy：A single-arm phase Ⅱ study. Palliat Med Rep 1：25-31, 2020

CQ8-6：オピオイド鎮痛薬による治療は慢性術後痛に対して有効か？

------------------------ Summary Statement ------------------------------

慢性術後痛
CPSP：chronic postsurgical pain

無作為化比較試験, ランダム化比較試験
RCT：randomized controlled trial

慢性術後痛（CPSP）に対する薬物療法には，プレガバリン，ガバペンチン，ケタミンに関する報告があり，RCT は限られているがプレガバリンは有効性がある[1]．術後における不適切なオピオイド鎮痛薬使用の長期化は，慢性的な使用に移行する危険性があるため，CPSP に対する漫然的なオピオイド鎮痛薬の使用は推奨されない．個別に適切な対応が必要であるが，必要性を評価し，速やかに減量・終了すべきである．

------------------------ 解　　説 ------------------------------

術後の慢性的なオピオイド鎮痛薬使用に関連する危険因子を調べたレビューによれば，検討に含まれた 43 論文のうちオピオイドの平均使用率は，術後 3 ヵ月，6 ヵ月，12 ヵ月でそれぞれ 30.5%，25.6%，25.2% と報告している[2]．またこの論文では，術後 3，6，および 12 ヵ月から慢性的なオピオイド鎮痛薬の使用へ移行した患者の割合は 10.4%，8.5%，9.8% と報告され，術前のオピオイド鎮痛薬の使

用が27論文で術後の慢性的なオピオイド鎮痛薬の使用との有意な関連がみられたと報告されている．別の米国の外傷患者に関する11論文のレビューでは，術前のオピオイド鎮痛薬使用歴のある患者ではオピオイド鎮痛薬の処方量が多く，死亡率が高く，オピオイド鎮痛薬関連の有害事象が高いと報告されている[3]．外傷患者に関する論文では，83%と高い確率で術後にオピオイド鎮痛薬が処方されており，平均の経口モルヒネ換算量60（38〜75）mgと報告がある[4]．整形外科領域では，人工股関節または膝関節全置換術の患者の5人に1人以上が，術後3ヵ月以上オピオイド鎮痛薬の継続使用を行っていたとの報告がある[5]．以上より，CPSPの痛みへのオピオイド鎮痛薬の効果が不明である反面，長期使用の危険因子と考えられ，漫然とした投与は推奨されないと結論される．

参考文献

1) Chaparro LE et al：Pharmacotherapy for the prevention of chronic pain after surgery in adults. Cochrane Database Syst Rev 2013：CD008307, 2013
2) Hinther A et al：Chronic postoperative opioid use：A systematic review. World J Surg 43：2164-2174, 2019
3) Rowe S et al：Postoperative opioid prescribing practices in US adult trauma patients：A systematic review. J Trauma Acute Care Surg 92：456-463, 2022
4) Santos-Parker JR et al：Postoperative opioid prescription and use after outpatient vascular access surgery. J Surg Res 264：173-178, 2021
5) Tay HP et al：Persistent postoperative opioid use after total hip or knee arthroplasty：A systematic review and meta-analysis. Am J Health Syst Pharm 79：147-164, 2022

CQ8-7：オピオイド鎮痛薬による治療は脊髄損傷後疼痛に対して有効か？

------------------------- **Summary Statement** -------------------------

脊髄損傷（SCI）後疼痛に伴う慢性期の神経障害性疼痛に対しては，ガバペンチノイド，抗うつ薬が推奨される．オピオイド鎮痛薬の有効性および有害性に関するエビデンスは存在しない．その反面，長期にわたり多量のオピオイド鎮痛薬が使用されているという報告が存在し，処方量や期間について注意を要する．

脊髄損傷
SCI：spinal cord injury

------------------------- **解　説** -------------------------

SCI後疼痛に対するオピオイド鎮痛薬の有効性についてのRCTおよびシステマティックレビューは未だ存在しない．カナダのSCI後疼痛患者のコホート研究では，1,842人の1年間のSCI後疼痛患者において19.8%が定期的にオピオイド鎮痛薬を処方され，そのうち39%が1日90mgを超える量を使用しており，1日当たりのオピオイド鎮痛薬は中央値でモルヒネ相当量212mgであったとの報告もあるため，慢性期の神経障害性疼痛に対するオピオイド鎮痛薬は処方の長期化のリスクが高い[1]．米国外科学会（ACS）が2022年3月にSCIに関する新しいガイ

無作為化比較試験, ランダム化比較試験
RCT：randomized controlled trial

米国外科学会
ACS：American College of Surgeons

ドラインを発表し，外科適応から晩期障害の管理など多岐にわたるエビデンスをまとめている．このガイドラインには，慢性期の神経障害性疼痛には前述したガバペンチノイド，抗うつ薬の推奨および脊髄刺激療法などの検討が含まれているが，オピオイド鎮痛薬に関する推奨は含まれていない[2]．

参考文献

1) Guilcher SJT et al：Prevalence of prescribed opioid claims among persons with traumatic spinal cord injury in Ontario, Canada：A population-based retrospective cohort study. Arch Phys Med Rehabil 102：35-43, 2021
2) American College of Surgeons（ACS）：The Spine Injury Best Practices Guidelines. https://www.facs.org/media/press-releases/2022/spinal-injury-guidelines（2024年2月閲覧）

CQ8-8：オピオイド鎮痛薬による治療は幻肢痛に対して有効か？

幻肢痛
PLP：phantom limb pain

------------------------ Summary Statement ------------------------

　幻肢痛（PLP）に伴う慢性期の神経障害性疼痛に対しては，ガバペンチン，プレガバリンの効果が期待される．短期的なオピオイド鎮痛薬（モルヒネ）がPLPの痛みの強度を軽減するのに効果的であったとする報告はあるが，長期的な効果は十分なエビデンスがあるとは言えず，有害性に関して十分注意を要する．

------------------------ 解　　説 ------------------------

　Cochraneシステマティックレビューは，PLPに対しての薬物療法を2016年に最終アップデートしており，合計269人の参加者を含む14の研究をレビューしている．モルヒネ（経口および静脈内，最大投与量300 mg/日）は，プラセボと比較して短期的には痛みの強度を下げたものの，便秘，鎮静，疲労，めまい，発汗，排尿困難，かゆみ，呼吸器系の問題などの多くの有害事象が生じたと報告されている．対象となった試験[1]は対象患者数も多くない6週間のデータであり，短期的にオピオイド鎮痛薬がPLPの痛みの強度を軽減するのに効果的であったとしても，長期的な効果は十分なエビデンスがあるとは言えないと結論している．

参考文献

1) Huse E et al：The effect of opioids on phantom limb pain and cortical reorganization. Pain 90：47-55, 2001

CQ8-9：オピオイド鎮痛薬による治療は複合性局所疼痛症候群の痛みに対して有効か？

複合性局所疼痛症候群
CRPS：complex regional pain syndrome

------------------------ Summary Statement ------------------------

　複合性局所疼痛症候群（CRPS）に伴う痛みに対しては，オピオイド鎮痛薬に

関する長期的な効果については，エビデンスがない．むしろ有害性に関して十分注意を要する．

-------------------- 解　説 --------------------

CRPS の痛みに対するオピオイド鎮痛薬に関しては，有効性を示す報告はほとんどない．他の神経障害性疼痛においてもオピオイド鎮痛薬の推奨度は高くなく，長期使用の副作用を常に考慮すべきである．痛みが強い場合が多く，止むを得ずオピオイド鎮痛薬を一時的に使わざるを得ない場合もある．弱オピオイド鎮痛薬であるトラマドールの使用は許容されるが，強オピオイド鎮痛薬は推奨されない．心理的背景の強い症例も少なくなく，厳密な注意が必要と考えられる[1]．

参考文献

1) Harden RN et al：Complex regional pain syndrome：practical diagnostic and treatment guidelines, 4th edition. Pain Med 14：180-229, 2013

> **CQ8-10：オピオイド鎮痛薬による治療は視床痛に対して有効か？**

-------------------- Summary Statement --------------------

視床痛は，主に脳卒中の際に視床を中心とした体性感覚野の障害を契機に生じ，多くは脳卒中からの回復期に出現する．

-------------------- 解　説 --------------------

オピオイドは卒中後中枢痛（CPSP），頭痛，複合性局所疼痛症候群（CRPS）に対してもエビデンスはなく，また CPSP 自体が回復の困難な病態であるために長期使用に関しての問題は大きいと考えられ，推奨されない．

> **CQ8-11：オピオイド鎮痛薬による治療は化学療法誘発性末梢神経障害の痛みに対して有効か？**

-------------------- Summary Statement --------------------

化学療法誘発性末梢神経障害（CIPN）は，がん患者における臨床上の大きな問題であり，化学療法終了後も長期にわたり患者の QOL に影響する．欧州臨床腫瘍学会（ESMO），米国臨床腫瘍学会（ASCO），腫瘍看護学会（ONS），国立がん研究所（NCI），および国立総合がん学会（NCCN）など，多くの学会が CIPN の治療ガイドラインを作成している．本邦でも，日本がんサポーティブケア学会からガイドライン[1]が作成されている．

オピオイド鎮痛薬は CIPN の予防または治療どちらも十分なエビデンスが存在しない．

視床痛
thalamic pain

卒中後中枢痛
CPSP：central post stroke pain
視床以外では内包・放射冠にかけての障害などで生じる．
広義には，卒中後中枢痛（CPSP），痙性麻痺による痛み，廃用や拘縮による痛み，頭痛，CRPS など二次的な病態も包括する．

複合性局所疼痛症候群
CRPS：complex regional pain syndrome

化学療法誘発性末梢神経障害
CIPN：chemotherapy-induced peripheral neuropathy

生活の質
QOL：quality of life

欧州臨床腫瘍学会
ESMO：European Society for Medical Oncology

米国臨床腫瘍学会
ASCO：American Society of Clinical Oncology

腫瘍看護学会
ONS：Oncology Nursing Society

国立がん研究所
NCI：National Cancer Institute

国立総合がん学会
NCCN：National Comprehensive Cancer Network

------------------------ 解　説 ------------------------

　CIPN の予防において，カルバマゼピン[2]，オキシカルバマゼピン[3]，プレガバリン[4]などの有効性が期待された試験もあったが，いずれもエビデンスレベルは高くないとして，2014 年の ASCO ガイドラインでは予防的投与の推奨はされていない[5]．抗うつ薬に関しても，アミトリプチリン[6]は有用性が証明できておらず，ベンラファキシンもエビデンスが確立されていない．オピオイド鎮痛薬は研究自体存在しない．本邦でも，日本がんサポーティブケア学会から 2023 年に，「がん薬物療法に伴う末梢神経診療ガイドライン」が作成されているが，オピオイド鎮痛薬によって明確な効果を示すエビデンスは乏しいとしている[1]．

　オピオイド鎮痛薬に関しては，CIPN 自体の治療として長期間にわたり有害性を上回る有益性が立証されている薬物は報告されていない．にもかかわらず，CIPN によりがん治療後においてもオピオイド鎮痛薬の長期使用となる場合もあり，今後も慎重に有益性と有害性を判断すべきと考えられる[7]．

参考文献

1) 日本がんサポーティブケア学会 編：がん薬物療法に伴う末梢神経診療ガイドライン 2023 年版，金原出版，76-78，2023
2) von Delius S et al：Carbamazepine for prevention of oxaliplatin-related neurotoxicity in patients with advanced colorectal cancer：final results of a randomised, controlled, multicenter phase Ⅱ study. Invest New Drugs 25：173-180, 2007
3) Argyriou AA et al：Efficacy of oxcarbazepine for prophylaxis against cumulative oxaliplatin-induced neuropathy. Neurology 67：2253-2255, 2006
4) Shinde SS et al：Can pregabalin prevent paclitaxel-associated neuropathy?--An ACCRU pilot trial. Support Care Cancer 24：547-553, 2016
5) Hershman DL et al：Prevention and management of chemotherapy-induced peripheral neuropathy in survivors of adult cancers：American Society of Clinical Oncology clinical practice guideline. J Clin Oncol 32：1941-1967, 2014
6) Kautio AL et al：Amitriptyline in the prevention of chemotherapy-induced neuropathic symptoms. Anticancer Res 29：2601-2606, 2009
7) Fradkin M et al：Management of peripheral neuropathy induced by chemotherapy. Curr Med Chem 26：4698-4708, 2019

> CQ8-12：原則としてオピオイド鎮痛薬が推奨されない病態は？

------------------------ Summary Statement ------------------------

　精神疾患，アルコールなどの物質使用障害の既往，妊娠中の患者，若年者，睡眠時無呼吸症候群患者，重大な内臓疾患を持つ患者などではオピオイド鎮痛薬の処方は非常にリスクが高いと考えられ，推奨されない．

------------------------ 解　説 ------------------------

　非がん性慢性疼痛に対するオピオイド鎮痛薬の処方に関する国際的なガイドラ

インの代表として，2022年に改訂となった非がん性慢性疼痛に対するオピオイド鎮痛薬処方に関する米国疾病管理予防センター（CDC）のガイドラインが挙げられる[1]．改訂版では，①オピオイド鎮痛薬開始の適切な判断，②オピオイド鎮痛薬の選択と投与量の決定，③処方後のフォローアップの実施，④誤用のリスク評価について新たに言及している．誤用のリスク評価の項では，実用的な危険因子と対応について述べられており，物質使用障害歴やオピオイド鎮痛薬の使用障害歴のある患者への処方を一元的に禁ずるというよりも，むしろ危険性について処方医と患者が話し合い，共通認識を持ち，厳密なモニタリングとナロキソンの準備を含めた対応策を行うことの必要性が述べられている．

　本邦の状況は，欧米と異なる状況ではあるものの，原則は同様であると考えられ，オピオイド鎮痛薬が勧められない病態としては，痛みの原因疾患ごとではなく患者自身の持つオピオイド鎮痛薬の使用障害のリスクや健康障害のリスクに応じて対応する必要があると考えられる．嗜癖・依存・乱用などのオピオイド鎮痛薬の使用障害の頻度は，非がん性慢性疼痛患者において依存は14.4％，嗜癖は19.3％とする報告もあり，決して少ない頻度ではないことが知られつつある[2]．また，オピオイド鎮痛薬の使用障害を有する患者の背景として，精神疾患（気分障害や不安障害），アルコールなどの物質使用障害が挙げられており，こうした背景をもつ患者には安易にオピオイド鎮痛薬を処方すべきではないと考えられる．ベンゾジアゼピン等の睡眠導入薬使用中の患者におけるオピオイド鎮痛薬処方は，使用障害と健康への影響の両方の危険性が高く，厳重な注意を要する[3]．また，健康障害の程度という観点からは，妊娠中の患者，若年者，睡眠時無呼吸症候群患者，重大な内臓疾患を持つ患者はオピオイド鎮痛薬の処方は非常にリスクが高いと考えられ，推奨されない[1]．

米国疾病管理予防センター
CDC：Centers for Disease Control and Prevention

オピオイド鎮痛薬の使用障害
OUD：opioid use disorder
重大なオピオイド関連の問題にも関わらず，患者がそのオピオイドを使用し続けていることを示唆する認知的，行動的，および生理学的症状．

参考文献
1) Dowell D et al：CDC clinical practice guideline for prescribing opioids for pain—United States, 2022. MMWR Recomm Rep 71：1-95, 2022
2) Højsted J et al：Classification and identification of opioid addiction in chronic pain patients. Eur J Pain 14：1014-1020, 2010
3) Maree RD et al：A systematic review of opioid and benzodiazepine misuse in older adults. Am J Geriatr Psychiatry 24：949-963, 2016

Ⅸ. 特殊な状況でのオピオイド鎮痛薬処方

CQ9-1：妊娠中の患者に対するオピオイド鎮痛薬処方を
　　　　どのように考えるか？

CQ9-2：高齢の患者に対するオピオイド鎮痛薬処方の留意点は？

CQ9-3：腎機能障害患者に対するオピオイド鎮痛薬処方の留意点は？

CQ9-4：肝機能障害患者に対するオピオイド鎮痛薬処方の留意点は？

CQ9-5：睡眠時無呼吸症候群患者に対するオピオイド鎮痛薬処方の留意点は？

CQ9-6：労働災害患者に対するオピオイド鎮痛薬処方をどのように考えるか？

CQ9-7：AYA世代患者に対するオピオイド鎮痛薬処方をどのように考えるか？

IX. 特殊な状況でのオピオイド鎮痛薬処方

CQ9-1：妊娠中の患者に対するオピオイド鎮痛薬処方をどのように
考えるか？

------------------------ Summary Statement ------------------------

オピオイド鎮痛薬による胎児発育への影響はないが，出生後の呼吸抑制や退薬症候の危険があるため注意が必要である．

------------------------ 解　説 ------------------------

本邦の産科ガイドライン[1]では，トラマドール，ブプレノルフィン，強オピオイド鎮痛薬のすべてにおいて，出生後の呼吸抑制や退薬症候の危険はあるが，胎児の発育には問題はないとされている．他にもオピオイド鎮痛薬による催奇形性は否定的とする報告[2]はあるが，オピオイド鎮痛薬曝露によって，低出生体重，哺乳不良，呼吸器疾患などを併発する可能性のある新生児薬物離脱症候群（NAS）の発症や[3]，消化器系異常および舌小帯短縮症などの特定の異常を含む先天異常リスクの上昇[4]，乳児死亡リスクの増加[5]，口唇口蓋裂のリスク増加[6]などの報告もあるため安全が保障されているわけではない．

また，授乳中は3日間以上のオピオイド鎮痛薬の使用を避けるようにと記載されている．

新生児薬物離脱症候群
NAS：neonatal abstinence syndrome
妊婦が長時間服用している薬剤や嗜好品が胎児へと移行し，出産を契機に胎児への曝露が中断されることで発生する症候群である．

参考文献

1) 日本産科婦人科学会，日本産婦人科医会：産婦人科診療ガイドライン―産科編 2020，日本産科婦人科学会事務局，2020
2) Bell J et al：Detoxification from opiate drugs during pregnancy. Am J Obstet Gynecol 215：374.e1-6, 2016
3) Warren MD et al：Implementation of a statewide surveillance system for neonatal abstinence syndrome-Tennessee, 2013. MMWR Morb Mortal Wkly Rep 64：125-128, 2015
4) Bowie AC et al：Prescribed opioid analgesics in early pregnancy and the risk of congenital anomalies：a population-based cohort study. CMAJ 194：E152-E162, 2022
5) Leyenaar JK et al：Infant mortality associated with prenatal opioid exposure. JAMA Pediatr 175：706-714, 2021
6) Bateman BT et al：Association of first trimester prescription opioid use with congenital malformations in the offspring：population based cohort study. BMJ 372：n102, 2021

CQ9-2：高齢の患者に対するオピオイド鎮痛薬処方の留意点は？

------------------ **Summary Statement** ------------------

　高齢者はオピオイド鎮痛薬によって，様々な有害事象発現の可能性が高くなり，怪我や死亡につながることもあるため，その使用には慎重になるべきである．オピオイド鎮痛薬が必要と判断した場合でも，初期投与量，維持用量ともに若年者と比べて低用量が望ましい．

------------------ **解　　説** ------------------

　高齢者では若年者と比べて有害事象が起こりやすい[1~5]．症状として起立性低血圧，認知機能低下，嘔気，食欲不振，疲労，便秘，傾眠，呼吸抑制，アカシジア，幻覚など様々なものが報告されている．その理由としては，肝機能低下，腎機能低下の結果として代謝産物が蓄積される[2,3]ことや，多剤併用，不適切使用などにより相対的な過量投与になるため[4]と考えられる．これらの有害事象が転倒の危険性を高めることになり，外傷，骨折から入院，そして死亡につながると報告されている[3,5]．本邦における高齢者の非がん性慢性疼痛有病率は50%以上との報告もあり[6]，薬物療法を検討することも必要であると思われる．しかし高齢者にオピオイド鎮痛薬を処方しなくてはいけない時でも，身体症状の変化に留意し繊細な用量調節が必要となる．

参考文献

1) Vorsanger G et al：Post hoc analysis of a randomized, double-blind, placebo-controlled efficacy and tolerability study of tramadol extended release for the treatment of osteoarthritis pain in geriatric patients. Clin Ther 29 Suppl：2520-2535, 2007
2) Omoto T et al：Disproportionality analysis of safety signals for a wide variety of opioid-related adverse events in elderly patients using the Japanese Adverse Drug Event Report（JADER）database. Biol Pharm Bull 44：627-634, 2021
3) Huang AR et al：Medication-related falls in the elderly：causative factors and preventive strategies. Drugs Aging 29：359-376, 2012
4) Lavan AH et al：Predicting risk of adverse drug reactions in older adults. Ther Adv Drug Saf 7：11-22, 2016
5) Saunders KW et al：Relationship of opioid use and dosage levels to fractures in older chronic pain patients. J Gen Intern Med 25：310-315, 2010
6) Inoue S et al：The prevalence and impact of chronic neuropathic pain on daily and social life：A nationwide study in a Japanese population. Eur J Pain 21：727-737, 2017

CQ9-3：腎機能障害患者に対するオピオイド鎮痛薬処方の留意点は？

------------------------- Summary Statement -------------------------

　腎機能障害を有する患者において，モルヒネとコデインについては代謝物の蓄積が神経毒性を引き起こす可能性があるため使用しないことが望ましい．トラマドールとオキシコドンは未変化体および代謝物の蓄積があるため注意が必要である．

------------------------- 解　　説 -------------------------

　腎機能障害のある患者では，モルヒネ単回投与 24 時間後のモルヒネ-6-グルクロニド（M6G）の蓄積が健常者の 15 倍となる[1]．この代謝物の蓄積が，強い鎮痛と鎮静をもたらし，場合によっては重度の神経毒性も引き起こすため，モルヒネおよび同様の代謝物を産生するコデインについては使用するべきではない．

　トラマドールの代謝物であるモノ-O-脱メチル体（M1）とオキシコドンの代謝物オキシモルフォンは薬理活性を持つため蓄積には注意が必要だが，さらに代謝が進むため危険性は高くない．

　慢性腎不全患者の 50％以上が痛みを有し，その約半数が中程度から重度の痛みである[2]．しかし慢性腎不全患者において，オピオイド鎮痛薬による治療を受けた患者ではオピオイド鎮痛薬の使用歴のない患者と比べて入院，透析中止，死亡のリスクが高いと報告されており[3]，痛みの治療に使用する薬物選択には注意が必要である．

　腎機能が低下した患者では，ガバペンチンとオピオイド鎮痛薬の併用がオピオイド鎮痛薬単独使用と比較して薬物血中濃度が高くなりオピオイド鎮痛薬による関連死が増加すると報告されているため[2,4]，多剤併用時にはさらなる注意が必要である．

モルヒネ-6-グルクロニド
M6G：morphine-6-glucuronide

モノ-O-脱メチル体
M1：mono-O-desmethyl

参考文献

1）Soleimanpour H et al：Effectiveness of intravenous lidocaine versus intravenous morphine for patients with renal colic in the emergency department. BMC Urol 12：13, 2012
2）Huang AR et al：Medication-related falls in the elderly：causative factors and preventive strategies. Drugs Aging 29：359-376, 2012
3）Kimmel PL et al：Opioid prescription, morbidity, and mortality in United States dialysis patients. J Am Soc Nephrol 28：3658-3670, 2017
4）Gomes T et al：Gabapentin, opioids, and the risk of opioid-related death：A population-based nested case-control study. PLoS Med 14：e1002396, 2017

CQ9-4：肝機能障害患者に対するオピオイド鎮痛薬処方の留意点は？

------------------------ Summary Statement ------------------------

多くのオピオイド鎮痛薬が肝臓で代謝されるため，肝機能障害のある患者には
投与量の減量や投与間隔の延長などの対応が必要である．

------------------------ 解　　説 ------------------------

オピオイド鎮痛薬の多くがチトクロム P450 によって代謝される．チトクロム
P450 は主に肝臓に存在するため重度の肝機能障害時にはオピオイド鎮痛薬が代
謝されずに蓄積する[1,2]．モルヒネやペンタゾシンはグルクロン酸抱合によって代
謝されるため，やはりその代謝は肝機能に依存する．また，重度の肝硬変の患者
ではオピオイド鎮痛薬の使用によって肝性脳症の危険性が増大することも指摘さ
れている[3]．そのため，肝機能障害のある患者には投与量の減量や投与間隔の延
長などの対応が必要である．

トラマドールやオキシコドンなど代謝物に鎮痛効果を認めるものは，代謝機能
低下により代謝物が産生されず期待した効果を示さないことも考えられる．

肝臓での代謝は肝血流量に影響されるため[4]，門脈圧亢進や心不全などを起こ
している患者ではより注意深い対応が必要となる．

参考文献

1) Gudin J：Opioid therapies and cytochrome p450 interactions. J Pain Symptom Manage 44：S4-14, 2012
2) Smith HS：The metabolism of opioid agents and the clinical impact of their active metabolites. Clin J Pain 27：824-838, 2011
3) Moon AM et al：Opioid prescriptions are associated with hepatic encephalopathy in a national cohort of patients with compensated cirrhosis. Aliment Pharmacol Ther 51：652-660, 2020
4) 大西明弘：1. 肝疾患患者の薬物療法．臨床薬理 36：221-225，2005

CQ9-5：睡眠時無呼吸症候群患者に対するオピオイド鎮痛薬処方の留意点は？

------------------------ Summary Statement ------------------------

オピオイド鎮痛薬は延髄の呼吸中枢を抑制することで睡眠時無呼吸症候群
（SAS）を引き起こしたり症状を悪化させたりする．また，SAS によってオピオ
イド鎮痛薬誘発性の呼吸抑制が悪化する可能性がある．

睡眠時無呼吸症候群
SAS：sleep apnea syndrome

------------------------ 解　　説 ------------------------

日本呼吸器学会監修の「睡眠時無呼吸症候群（SAS）の診療ガイドライン 2020」[1]
によると，オピオイド鎮痛薬によって引き起こされる睡眠関連呼吸障害は，睡眠
障害国際分類の B.4 薬物または物質による中枢性睡眠時無呼吸に当てはまる．オ
ピオイド鎮痛薬は延髄呼吸中枢の μ オピオイド受容体に作用し呼吸抑制を引き起

こす[2].

　SAS の既往のある患者では，オピオイド鎮痛薬の有害事象である呼吸抑制が増悪する可能性がある．特に小児では重篤な呼吸抑制を起こす可能性が高い[3,4].

　SAS によって心不全の発症や交通事故の危険性が上昇する[1]が，これはオピオイド鎮痛薬によって引き起こされた睡眠関連呼吸障害でも同様である．

　これらのことから SAS の既往のある患者にはオピオイド鎮痛薬を推奨しない．処方を行う場合には死の危険性も踏まえた注意深い観察が必要である．

参考文献

1) 睡眠時無呼吸症候群（SAS）の診療ガイドライン作成委員会 編：睡眠時無呼吸症候群（SAS）の診療ガイドライン 2020，南江堂，2021
2) Dahan A et al：Incidence, reversal, and prevention of opioid-induced respiratory depression. Anesthesiology 112：226-238, 2010
3) Sutters KA et al：A descriptive feasibility study to evaluate scheduled oral analgesic dosing at home for the management of postoperative pain in preschool children following tonsillectomy. Pain Med 13：472-483, 2012
4) Kelly LE et al：More codeine fatalities after tonsillectomy in North American children. Pediatrics 129：e1343-1347, 2012

CQ9-6：労働災害患者に対するオピオイド鎮痛薬処方をどのように考えるか？

------------------------ Summary Statement ------------------------

　交通事故や労働災害（労災）など，補償や訴訟の問題が痛みに影響することがあるため，オピオイド鎮痛薬を処方する際は心理社会的要因の把握が重要である．

------------------------ 解　　説 ------------------------

　米国ではいくつかの州政府が労働災害補償制度におけるオピオイド鎮痛薬の過量処方を規制するためにガイドラインを作成している[1~3]が，米国と本邦では保険制度や医療体制も異なっているためそのまま活用することはできない．

　本邦のペインコンソーシアム（現 日本痛み関連学会連合）から報告されたガイドライン[4]には，「痛みのきっかけが交通事故や労災事故であり，その補償を受けているのかどうかなどを把握する．事故の被害者であった場合，いわゆる被害者意識が痛みを慢性化させることもある．」と記載され，労災患者には心理社会的要因が大きく関わっていることが推察される．このことから考えると，身体的な要因が明らかな場合を除き，労災患者へのオピオイド鎮痛薬の処方は控えるべきである．

参考文献

1) Vasudevan SV：Opioid use for treatment of chronic pain：An overview and treatment guideline for injured workers responses. WMJ 116：61-63, 2017

2) Tenney L et al：Effect of an opioid management program for Colorado workers' compensation providers on adherence to treatment guidelines for chronic pain. Am J Ind Med 62：21-29, 2019

3) Durand Z et al：Prescription opioid use by injured workers in Tennessee：a descriptive study using linked statewide databases. Ann Epidemiol 32：7-13, 2019

4) 慢性疼痛治療ガイドライン作成ワーキンググループ 編：慢性疼痛治療ガイドライン，真興交易医書出版部，2018

CQ9-7：AYA 世代患者に対するオピオイド鎮痛薬処方をどのように考えるか？

------------------------ Summary Statement ------------------------

　若年層や青年層（AYA 世代）ではオピオイド鎮痛薬の依存・乱用を起こす可能性が高いため，非がん性慢性疼痛に対するオピオイド鎮痛薬の処方は避けるべきである．

AYA：adolescent and young adult
思春期・若年成人の頭文字をとったもので 15～39 歳までの世代を指す．

---------------------- 解　　説 ----------------------

　オピオイド鎮痛薬の長期使用によって様々な内分泌異常が起こり，性腺機能にも影響を与えることが知られている[1]．また，米国ではオピオイド鎮痛薬を使用している若者の労働離れが深刻化しているという報告がある[2]．これらのことから AYA 世代にオピオイド鎮痛薬を使用すると患者の将来の計画に大きな影響を及ぼすことが考えられるため，AYA 世代へのオピオイド鎮痛薬の使用は推奨されない．

　そして米国では AYA 世代におけるオピオイド鎮痛薬の依存・乱用が急速に増加し問題となっている[3,4]．この世代はアイデンティティ形成に影響する時期であり，緩和ケアの領域においてがん治療や晩期合併症は，社会的な役割の喪失や感情的な葛藤を高め，身体的，精神的，社会的に大きな影響を与えることが明らかにされている[5,6]．また本邦においては進学や就職，結婚など環境の変化が多い時期でもある．このような多くのストレスにさらされる AYA 世代では，痛みに関連する心理社会的要因の判断も難しく，オピオイド鎮痛薬の適応とはならないことも考えられる．しかし代替医療がないことなどから医療者による安易な処方につながることがある[7]．オピオイド鎮痛薬を処方された AYA 世代の患者は，この処方されたオピオイド鎮痛薬で様々な苦しみを自己治療していると考えられているが[8,9]，この世代では脳の神経可塑性が高く，自己制御に必要な前頭前皮質が未発達のため依存リスクが高い[10,11]．またオピオイド鎮痛薬は使用期間が 1 週間長くなるごとに乱用の危険性が高まることが指摘されているため[12]，生命予後の長い AYA 世代ではその危険性が高くなることが予想される．今後活用されるであろうリフィル処方によって乱用の危険性が高まることも報告されており[12]，さらなる注意が必要である．

　依存症は「孤独が原因の病気」といわれ，それによる死は「絶望死」といわれている[13]．オピオイド鎮痛薬の問題を抑制するためには，社会的サポートなど人

とのつながりが重要であり，AYA 世代においても患者を取り巻くコミュニティ全体でケアを行う必要がある．

参考文献

1) 田渕優希子ほか：オピオイドによる内分泌機能異常．日本ペインクリニック学会誌 20：17-23，2013

2) Krueger AB：Where have all the workers gone? An inquiry into the decline of the U. S. labor force participation rate. Brookings Pap Econ Act 2017：1-87, 2017

3) Murthy VH：Surgeon general's report on alcohol, drugs, and health. JAMA 317：133-134, 2017

4) Gaither JR et al：US national trends in pediatric deaths from prescription and illicit opioids, 1999-2016. JAMA Netw Open 1：e186558, 2018

5) Belpame N et al：The 3-phase process in the cancer experience of adolescents and young adults. Cancer Nurs 41：E11-E20, 2018

6) Dreyer J et al：Nursing care for adolescents and young adults with cancer：literature review. Acta Haematol 132：363-374, 2014

7) Volkow ND et al：Opioid abuse in chronic pain--misconceptions and mitigation strategies. N Engl J Med 374：1253-1263, 2016

8) Edlund MJ et al：Opioid abuse and depression in adolescents：Results from the national survey on drug use and health. Drug Alcohol Depend 152：131-138, 2015

9) Curtin SC et al：Increase in suicide in the United States, 1999-2014. NCHS Data Brief 1-8, 2016

10) Chambers RA et al：Developmental neurocircuitry of motivation in adolescence：a critical period of addiction vulnerability. Am J Psychiatry 160：1041-1052, 2003

11) Mistry CJ et al：Genetics of opioid dependence：A review of the genetic contribution to opioid dependence. Curr Psychiatry Rev 10：156-167, 2014

12) Brat GA et al：Postsurgical prescriptions for opioid naive patients and association with overdose and misuse：retrospective cohort study. BMJ 360：j5790, 2018

13) Grinspoon P：A tale of two epidemics：When COVID-19 and opioid addiction collide. https://www.health.harvard.edu/blog/a-tale-of-two-epidemics-when-covid-19-and-opioid-addiction-collide-2020042019569（2024 年 2 月閲覧）

X. その他

X. その他

CQ10-1：オピオイド鎮痛薬と鎮痛補助薬の併用は有効か？

------------------------- Summary Statement -------------------------

オピオイド鎮痛薬と抗うつ薬・抗てんかん薬などの鎮痛補助薬の併用は，鎮痛効果を増加させる可能性があるが，組み合わせによっては，副作用が増加する可能性もあり，臨床症状に注意しながら投与すべきである．

------------------------- 解　説 -------------------------

オピオイド鎮痛薬と鎮痛補助薬の併用は，鎮痛効果を増加させる可能性がある．神経障害性疼痛患者（有痛性糖尿病性神経障害・帯状疱疹後神経痛）57 症例にモルヒネ単独投与とガバペンチン単独投与，両者併用のクロスオーバー RCT[1] を行ったところ，鎮痛効果については併用群が各薬物単独投与に比べ，有意に高かった．しかし，便秘の出現率はガバペンチン単独投与に比べ，併用群の方が有意に多かった．また，口渇に関してはモルヒネ単独群に比べ，併用群が有意に多かった．オキシコドンとガバペンチン併用の有痛性糖尿病性神経障害患者に対する RCT[2] では，併用により，鎮痛効果が有意に増加した．オキシコドンとプレガバリン併用の神経障害性疼痛患者の RCT は 2 つあるが，1 つは併用によって有意に改善がみられたが[3]，もう 1 つでは，併用によってもあまり差がみられなかったと報告している[4]．オキシコドンとプレガバリンを 1 年間併用した観察研究[5]（非がん性慢性疼痛患者 1,015 症例）では，治療開始時に比べて，どの時点でも有意に高い鎮痛が得られていた．悪心，便秘，傾眠，浮腫の副作用発現率も徐々に低下してきた．また，ブプレノルフィン貼付剤とプレガバリンの併用では，ブプレノルフィン貼付剤単独と比べ，有意に高い鎮痛効果がみられ[6]，オピオイド鎮痛薬とプレガバリン，ガバペンチンの併用により，鎮痛効果の増強が期待できる．

トラマドールと抗うつ薬（選択的セロトニン再取り込み阻害薬（SSRI），セロトニン・ノルアドレナリン再取り込み阻害薬（SNRI））の併用により，セロトニン症候群を引き起こす可能性が示唆されている[7]．しかし，非がん性慢性疼痛患者を対象とした研究では，オピオイド鎮痛薬単独群（143 症例：副作用発現率 18%），オピオイド鎮痛薬＋ベンゾジアゼピン併用群（159 症例：副作用発現率 8%），オピオイド鎮痛薬＋抗うつ薬併用群（113 症例：副作用発現率 17%），オピオイド鎮痛薬＋ベンゾジアゼピン＋抗うつ薬併用群（118 症例：副作用発現率 14%）では，各群での副作用の発現率に有意差はみられなかったという報告[8]もあり，併用により副作用が増加するかどうかは不明である．

参考文献

1) Gilron I et al：Morphine, gabapentin, or their combination for neuropathic pain. N Engl J Med 352：1324-1334, 2005

無作為化比較試験，ランダム化比較試験
RCT：randomized controlled trial

選択的セロトニン再取り込み阻害薬
SSRI：selective serotonin reuptake inhibitor

セロトニン・ノルアドレナリン再取り込み阻害薬
SNRI：serotonin-noradrenaline reuptake inhibitor

2) Hanna M et al：Prolonged-release oxycodone enhances the effects of existing gabapentin therapy in painful diabetic neuropathy patients. Eur J Pain 12：804-813, 2008

3) Gatti A et al：Controlled-release oxycodone and pregabalin in the treatment of neuropathic pain：results of a multicenter Italian study. Eur Neurol 61：129-137, 2009

4) Zin CS et al：A randomized, controlled trial of oxycodone versus placebo in patients with postherpetic neuralgia and painful diabetic neuropathy treated with pregabalin. J Pain 11：462-471, 2010

5) Gatti A et al：Long-term controlled-release oxycodone and pregabalin in the treatment of non-cancer pain：an observational study. Eur Neurol 65：317-322, 2011

6) Pota V et al：Combination therapy with transdermal buprenorphine and pregabalin for chronic low back pain. Pain Manag 2：23-31, 2012

7) Park SH et al：Serotonin syndrome：is it a reason to avoid the use of tramadol with antidepressants? J Pharm Pract 27：71-78, 2014

8) Manchikanti L et al：Prevalence of side effects of prolonged low or moderate dose opioid therapy with concomitant benzodiazepine and/or antidepressant therapy in chronic non-cancer pain. Pain Physician 12：259-267, 2009

CQ10-2：オピオイド鎮痛薬による治療中の自動車運転をどう考えるか？

---------------------- **Summary Statement** ----------------------

　オピオイド鎮痛薬の添付文書には，「眠気，めまい，意識消失が起こることがあるので，本剤投与中の患者には自動車の運転等危険を伴う機械の操作に従事させないよう注意すること．」と記載されている．また厚生労働省は，添付文書の使用上の注意に自動車運転等の禁止等の記載がある医薬品を処方または調剤する際は，医師または薬剤師から患者に対する注意喚起の説明を徹底するよう周知している．本ガイドラインでは，処方に際して処方医は，「オピオイド鎮痛薬服用中の患者には，自動車運転を避けること」についての説明義務があると結論づける．

---------------------- **解　　説** ----------------------

　海外の一部の国においては，一定の条件を満たした際に，オピオイド鎮痛薬服用患者の運転が法律で認められているが[1]，本邦においては医薬品使用中の自動車運転等の制限については，「眠気，注意力・集中力・反射運動能力等の低下が起こることがあるので，本剤投与中の患者には自動車の運転等，危険を伴う機械の操作に従事させないよう注意すること」（運転等禁止）と，「めまい・立ちくらみ等が現れることがあるので，高所作業，自動車の運転等危険を伴う機械の作業に注意させること」（運転等注意）の2種類の注意喚起メッセージがある．厚生労働省は，平成25年3月の総務省からの勧告に従い，意識障害等の副作用報告のある医薬品の添付文書に記載された「使用上の注意」で，自動車運転等の禁止等の記載を改訂し，これらの薬物を処方または調剤する場合は，医師または薬剤師から患者に対する注意喚起の説明を徹底するように周知した[2]．これによると，トラ

マドール，コデインを含めて，すべてのオピオイド鎮痛薬は自動車運転等では禁忌とされている．平成 26 年 5 月施行の「自動車の運転により人を死傷させる行為等の処罰に関する法律」（通称：自動車運転死傷行為処罰法）では，「酒や薬物，特定の症状を伴う病気の影響で，正常な運転に支障が生じるおそれのある状態で事故を起こした場合」は，より罪の重い危険運転致死傷罪が適用となることになった．しかし，このような注意喚起を必要とする薬物は，実臨床では多くの患者に処方されている．25 歳以上の外来患者 56 万人余りの処方において，自動車の運転に関して禁止もしくは注意喚起の薬物が処方されていた患者は 73％であり，自動車運転禁止の薬物は全体の 43％で処方されていたとの報告[3]もあり，実態にはそぐわない．さらに，非がん性慢性疼痛の場合は，オピオイド鎮痛薬だけではなく，抗てんかん薬や抗うつ薬も併用されることがあり，注意が必要である．

　オピオイド鎮痛薬使用中の運転能力についての報告が 2 つある．1 つは，6 ヵ月以上オピオイド鎮痛薬を服用している非がん性慢性疼痛患者 16 名と脳機能障害患者で運転が可能と判断された群および不能とされた群との運転能力の比較の研究である．これによると，オピオイド鎮痛薬投与群は，鋭敏性や周囲視野の確認，反応時間などに問題はないが，道順の間違いや衝動性に関しては，脳機能障害患者で運転不能とされた群と同等の結果である[4]としている．もう 1 つは，スウェーデンからの報告で，中高年（50〜80 歳）の単独自動車事故は，オピオイド鎮痛薬の新規処方（事故前 30 日以内）および頻回処方（180 日以内に 3 回以上処方）では，非オピオイド鎮痛薬投与群に比べ有意に高くなるというもので[5]，治療開始時および高用量投与の場合は，運転を控えるように指導すべきである．

　薬物による運転能力への影響については，運転シミュレータでの反応時間および反応失敗回数で評価すると，コデインリン酸塩（120〜270 mg/日：平均 180 mg/日）服用患者は非服用患者と同じ運転技能を有していた[6]．ただし，非がん性慢性疼痛患者群は，健常対照群に比べて有意に低下していた．また，ブプレノルフィン貼付剤の長期使用患者では，対照群と比較して運転能力には有意な影響を及ぼさないが，個人間でばらつきがみられることから，個々人の評価が大切である[7]としている．モルヒネ製剤投与の運転能力への影響を，がん患者 49 症例を対象として調べた研究において，モルヒネ服用群（60〜1,100 mg/日：平均 209 mg/日）は，警戒心を維持する能力や集中能力などは非投与群に比べて有意差はなく，聴力・視力の軽度機能低下と閉眼時のバランス機能低下がみられた[8]だけで，身体状態が良好で眠気がなく，除痛が十分なされている症例では，モルヒネの運転能力に対する影響は最小限であると報告している．フェンタニル貼付剤使用群の非がん性慢性疼痛患者の研究では，対照群に対して，運転能力 5 項目は特に劣っていることはないと報告[9]している．

　　参考文献
　　1) Opioids for persistent pain：summary of guidance on good practice from the British Pain Society. Br J Pain 6：9-10, 2012
　　2) 日本病院薬剤師会：医薬品服用中の自動車運転等の禁止等に関する患者へ

　　の説明について．https://www.jshp.or.jp/content/2013/0606-1.html（2024年2月閲覧）
3）飯原なおみほか：わが国のナショナルレセプトデータベースが示した運転等禁止・注意医薬品の使用実態．医療薬学 40：67-77, 2014
4）Galski T et al：Effects of opioids on driving ability. J Pain Symptom Manage 19：200-208, 2000
5）Monárrez-Espino J et al：New opioid analgesic use and the risk of injurious single-vehicle crashes in drivers aged 50-80 years：A population-based matched case-control study. Age Ageing 45：628-634, 2016
6）Nilsen HK et al：Driving functions in a video simulator in chronic non-malignant pain patients using and not using codeine. Eur J Pain 15：409-415, 2011
7）Dagtekin O et al：Assessing cognitive and psychomotor performance under long-term treatment with transdermal buprenorphine in chronic noncancer pain patients. Anesth Analg 105：1442-1448, 2007
8）Vainio A et al：Driving ability in cancer patients receiving long-term morphine analgesia. Lancet 346：667-670, 1995
9）Sabatowski R et al：Driving ability under long-term treatment with transdermal fentanyl. J Pain Symptom Manage 25：38-47, 2003

> **CQ10-3：オピオイド鎮痛薬による治療中の海外渡航で留意するポイントは何か？**

------------------------ Summary Statement ------------------------

　医療用麻薬を治療目的で使用している患者が海外へ渡航する場合は，事前に地方厚生局長の許可を受けることで，当該医療用麻薬を携帯して出入国することができる．

------------------------ 解　　説 ------------------------

　医療用麻薬を使用している患者が海外渡航する場合は，当該国への麻薬の携帯輸入および当該国からの日本への携帯輸出となる．当該国への持ち込みで不明な点がある場合は，各国の在日大使館などに問い合わせするのが望ましい．

　海外への麻薬の携帯持ち出し（輸出）の許可を受けるためには，「麻薬携帯輸出許可申請書」（参考資料 1-1）[1]を記載する．また再度，日本へ持ち込む（輸入）場合は，「麻薬携帯輸入許可申請書」を作成する（参考資料 1-2）[1]．これらに医師の日本語または英語の診断書（参考資料 2）を添えて，地方厚生（支）局麻薬取締部（参考資料 3）[1]に，出国日または入国日の少なくとも 2 週間前までに提出する．海外旅行などで短期的に海外渡航する場合は同時に提出することができる．申請書様式は地方厚生（支）局の窓口またはウェブサイトで入手できる．また，郵送でも申し込みができるが，その際は申請書類に不備がないことおよび返信用封筒を同封して申し込むことが必要である．なお，申請書の作成などの手続きについて，各地区の地方厚生（支）局麻薬取締部で相談を受け付けている．出国まで時間的余裕がない時や，海外に居住しているオピオイド鎮痛薬使用者が日本に入国する場合などは，出入国（港）する地区の地方厚生（支）局麻薬取締部に電

話などで相談してみるのがよい.

1) 医師の診断書の記載時の留意点
・患者と申請者が同一であること.
・住所・氏名の記入.
・医療用麻薬を必要とする理由.
・1日当たりの医療用麻薬処方量.
・1日当たりの医療用麻薬服用量.
・携帯する医療用麻薬の総量.
など.

2) 許可証明書の交付
・申請書類の不備がなく,許可が行われた場合には,「麻薬携帯輸出許可書」または「麻薬携帯輸入許可書」(ともに日本語で記載)および「麻薬携帯輸出許可証明書」または「麻薬携帯輸入許可証明書」(ともに英語で記載)が各1通ずつ交付される.
・出国あるいは入国時に,税関でこれらの書類を提示する.

3) 渡航先での注意点
・渡航先によっては,主治医の診断書(英語)および本邦の地方厚生(支)局麻薬取締部で発行された「麻薬携帯輸出(輸入)許可証明書」(英語)以外にも書類や事前の許可手続きが必要な場合がある.
・どのような手続きが必要か,事前に渡航先の国の在日大使館等で情報を得て準備しておく必要がある.

参考文献
1) 厚生労働省地方厚生局麻薬取締部:携帯による医療用麻薬等の輸入・輸出手続きに関する手引き. https://www.ncd.mhlw.go.jp/dl_data/keitai/guide_narcotics_jp.pdf(2024年4月閲覧)

参考資料 1-1　麻薬携帯輸出許可申請書の記入例（文献1より作成）

（記載例1）

麻薬携帯輸出許可申請書

携帯して輸出しようとする麻薬	品　　名	数　　量
	オキシコンチン錠　20 mg	20 錠
出国する理由	観光のため	
麻薬の施用を必要とする理由	疾病の疼痛緩和のため	
出国の期間	令和○○年△△月××日	
出国港名	成田国際空港	

上記のとおり，麻薬を携帯して輸出したいので申請します.

令和○○年△△月××日

_{フリガナ}
住所　〒100-8916　_{トウキョウト チ ヨ ダ ク カスミ ガ セキ}東 京 都千代田区 霞 が関 1-2-2

_{ローマ字} _{KOSEI　TARO}
氏名　厚生 太郎　　　印

連絡先　03-5253-1111 （連絡先電話）

○○厚生局長　殿

（注意）用紙の大きさは，日本工業規格 A4 とすること.

本申請書は主治医△△　××が代筆しました.

代筆者署名　印

参考資料 1-2　麻薬携帯輸入許可申請書の記入例（文献 1 より作成）

（記載例 2）

麻薬携帯輸入許可申請書

携帯して輸入しようとする麻薬	品　　名	数　　量
	オキシコンチン錠　20 mg	20 錠
入国する理由	帰国のため	
麻薬の施用を必要とする理由	疾病の疼痛緩和のため	
入国の期間	令和○○年△△月××日	
入国港名	成田国際空港	

上記のとおり，麻薬を携帯して輸入したいので申請します．

令和○○年△△月××日

　　　　　　　フリガナ　　　　　　　　トウキョウト チ ヨ ダ ク カスミ ガ セキ
　　　　　住所　〒100-8916　東 京 都千代田区 霞 が関 1-2-2

　　　　　　　ローマ字　KOSEI　TARO
　　　　　氏名　厚生　太郎　　　印

　　　　　連絡先　03-5253-1111（連絡先電話）

○○厚生局長　殿

（注意）用紙の大きさは，日本工業規格 A4 とすること．

　　　　　　　　　　　　　　　　　本申請書は主治医△△　××が代筆しました．
　　　　　　　　　　　　　　　　　　　代筆者署名　印

参考資料2　麻薬輸出入に必要な英語診断書の文例

Hospital name and address

Example.)
○○○ Medical Center
Adress：○-○-○, ○○○, Chiyoda・ku, Tokyo, JAPAN
Tel：03-○○○○-○○○○　Fax：03-○○○○-○○○○

PATIENT MEDICATION SUMMARY

Date：

Patient Name and Adress：

Date of Birth：

Medications：

Example.)
This letter is to certify that ○○ has △△△ Cancer. I recommend Morphine Sulfate Hydrate（trade name □□□）○ mg/tablet, one tablet once a day for pain relief of this condition. Therefore she will require to carry 10 tablets for the duration of her holiday in Japan from April ○ th, 2024 to May ○ th, 2024.

・□□□（Morphine Sulfate Hydrate）○ mg/tablet, 10 tablets

signature
Dr.

参考資料3　地方厚生（支）局名，管轄地域，麻薬取締部の連絡先（文献1より作成）

名　称	管轄地区	〒	住　所	Tel	Fax
北海道厚生局	北海道	060-0808	札幌市北区北八条西2-1-1	011-726-3131	011-709-8063
東北厚生局	青森県，岩手県，宮城県秋田県，山形県，福島県	980-0014	仙台市青葉区本町3-2-23	022-221-3701	022-221-3713
関東信越厚生局	茨城県，栃木県，群馬県埼玉県，千葉県，東京都神奈川県，山梨県，長野県新潟県	102-8309	東京都千代田区九段南1-2-1	03-3512-8691	03-3512-8689
東海北陸厚生局	静岡県，愛知県，三重県岐阜県，富山県，石川県	460-0001	名古屋市中区三の丸2-5-1	052-951-6911	052-951-6876
近畿厚生局	福井県，滋賀県，京都府大阪府，兵庫県，奈良県和歌山県	540-0008	大阪市中央区大手前4-1-76	06-6949-6336	06-6949-6339
中国四国厚生局	鳥取県，島根県，岡山県広島県，山口県（一部の業務：徳島県，香川県，愛媛県，高知県）	730-0012	広島市中区上八丁堀6-30	082-227-9011	082-227-9174
四国厚生支局	徳島県，香川県，愛媛県高知県	760-0019	高松市サンポート3-33	087-811-8910	087-823-8810
九州厚生局	福岡県，佐賀県，長崎県熊本県，大分県，宮崎県鹿児島県，沖縄県	812-0013	福岡市博多区博多駅東2-10-7	092-472-2331	092-472-2336

> **CQ10-4：非がん性慢性疼痛に対するオピオイド鎮痛薬処方のガイドラインにはどのような限界があるか？**

------------------------ Summary Statement ------------------------

　オピオイド鎮痛薬の処方率が極めて高い北米において，「非がん性慢性疼痛に対するオピオイド鎮痛薬処方に関するガイドライン」が定められており，一定の有用性が報告されている．近年，がん治療の進歩により，非がん性慢性疼痛のみならず，がんサバイバーによる使用障害の増加が報告されている．しかしながら，いずれのガイドラインについても，その有用性に関して意見が分かれており，今後さらなる観察，評価が必要である．

------------------------ 解　　説 ------------------------

1）非がん性慢性疼痛に対するオピオイド鎮痛薬処方に関するCDCガイドライン

　2016年に米国疾病管理予防センター（CDC）が新たな「非がん性慢性疼痛に対するオピオイド鎮痛薬処方に関するガイドライン」を公表したが，オピオイド鎮痛薬の処方のリスクと利点に関する臨床医と患者間のコミュニケーションを良好にし，疼痛治療の安全性と有効性を改善，オピオイド鎮痛薬の使用障害，過量摂取，および死亡を含む長期オピオイド鎮痛薬治療に関連するリスクを軽減することを目的としている[1]．2016年以降，オピオイド鎮痛薬関連死の減少や処方量の減少が認められるなど，一定の効果が報告されているが，患者の利益を無視したオピオイド鎮痛薬中止などの可能性も指摘されている[2,3]．尚，CDCガイドラインは2022年11月に改訂されており，2016年度の内容に加え，急激な医療用麻薬

米国疾病管理予防センター
CDC：Centers for Disease Control and Prevention

オピオイド鎮痛薬の使用障害
OUD：opioid use disorder
重大なオピオイド関連の問題にも関わらず，患者がそのオピオイドを使用し続けていることを示唆する認知的，行動的，および生理学的症状．

の減量，中止による退薬症候や自殺念慮といった有害事象を考慮し，患者個々に対する柔軟な対応を行うべきである，などの改訂がなされている．今後，新たなガイドラインに関する検証が待たれる．

2）カナダにおける非がん性慢性疼痛患者のオピオイド使用ガイドライン

2010 年，National Opioid Use Guideline Group は，新しいエビデンスをもとにガイドラインを作成した．2017 年に改訂された新たなガイドラインでは，10 の勧告からなり，非がん性慢性疼痛患者に対してオピオイド処方ではなく，まず非オピオイド薬物療法および非薬理学的療法を優先することが示されている．このガイドラインは有用であるとの報告もあるが，実際の臨床現場での厳格な運用の難しさも示されている[4]．

参考文献
1）Dowell D et al：CDC guideline for prescribing opioids for chronic pain-- United States, 2016. JAMA 315：1624-1645, 2016
2）Townsend T et al：CDC guideline for opioid prescribing associated with reduced dispensing to certain patients with chronic pain. Health Aff (Millwood) 40：1766-1775, 2021
3）Danielson EC et al：Assessing variation in state opioid tapering laws：Comparing state laws with the CDC guideline. Pain Med 22：2941-2949, 2021
4）Furlan AD et al：New Canadian guidance on opioid use for chronic pain：necessary but not sufficient. CMAJ 189：E650-E651, 2017

付記：本邦における非がん性慢性疼痛に対するオピオイド鎮痛薬処方の医療保険制度上の留意点

1．企業による e-ラーニング受講が必要なオピオイド鎮痛薬

ノルスパン®テープ，デュロテップ®MT パッチ，ワンデュロ®パッチ，フェントス®テープ，オキシコンチン®TR 錠．

2．確認書の提出が必要なオピオイド鎮痛薬

①処方開始時に医師と患者が署名し提出

デュロテップ®MT パッチ，ワンデュロ®パッチ，フェントス®テープ．

②処方毎に医師と患者が署名し提出

オキシコンチン®TR 錠．

3．非がん性慢性疼痛に対するオピオイド鎮痛薬の処方適用

先発品のみ適用，後発品は適用なし．

①フェンタニル貼付剤：デュロテップ®MT パッチ，ワンデュロ®パッチ，フェントス®テープ．

②オキシコドン製剤：オキシコンチン®TR 錠．

Appendix

MEDLINE(PubMed) 2021 年 9 月施行

番号	キーワード	ヒット数
1	"Chronic Pain"[Mh]	17,741
2	"chronic pain"[tiab]	43,069
3	((chronic[tiab] OR long-term[tiab] OR sustain*[tiab] OR intractable[tiab] OR refractory[tiab] OR persistent[tiab])) AND (Pain[tiab])	176,579
4	1 OR 2 OR 3	178,779
5	"Analgesics, Opioid"[mh]	50,336
6	opioid*[tiab]	101,267
7	Codeine[tiab]	5,562
8	Fentanyl[tiab]	19,851
9	Hydrocodone[tiab]	1,175
10	Hydromorphone[tiab]	1,771
11	Methadone[tiab]	14,634
12	Morphine[tiab]	53,867
13	Oxycodone[tiab]	3,994
14	Oxymorphone[tiab]	642
15	Tramadol[tiab]	5,665
16	Tapentadol[tiab]	582
17	Pethidine[tiab]	2,467
18	Meperidine[tiab]	3,455
19	Buprenorphine[tiab]	7,901
20	Pentazocine[tiab]	2,393
21	OR 6〜20	170,065
22	5 OR 21	179,059
23	4 AND 22	18,089
24	"systematic review"[tiab]	201,748
25	"cochrane database syst rev"[Journal]	15,519
26	guideline*[tiab]	402,319
27	"Practice Guideline" [Publication Type]	29,067
28	"Guidelines as Topic"[Mesh]	170,040
29	(randomized controlled trial[pt] OR controlled clinical trial[pt] OR randomized[tiab] OR placebo[tiab] OR clinical trials as topic[mesh:noexp] OR randomly[tiab] OR trial[ti] NOT (animals[mh] NOT humans [mh]))	1,295,315
30	OR 24〜29	1,896,272
31	23 AND 30	4,611
32	Filters: from 2016〜現在まで	2,041
33	PubMed search conducted on Sep 22, 2021:	

索　引

検印省略

**非がん性慢性疼痛に対する
オピオイド鎮痛薬処方ガイドライン
改訂第 3 版**

定価（本体 2,600 円 + 税）

2012年 7 月15日	第1版	第1刷発行
2013年11月 1 日	第1版	第2刷発行
2017年 7 月20日	第2版	第1刷発行
2024年 5 月21日	第3版	第1刷発行

編　集	一般社団法人日本ペインクリニック学会 非がん性慢性疼痛に対するオピオイド鎮痛薬処方 ガイドライン作成ワーキンググループ
発行者	浅井　麻紀
発行所	株式会社 文 光 堂 〒113-0033　東京都文京区本郷7-2-7 TEL　(03)3813 - 5478（営業） 　　　(03)3813 - 5411（編集）

© Japan Society of Pain Clinicians

印刷・製本：三報社印刷

ISBN978-4-8306-2859-7　　　　　Printed in Japan